# Saúde e Longevidade na Mesa

### Dez Passos para a Escolha Diária dos Alimentos com a Dietoterapia Chinesa

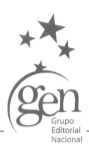

O GEN | Grupo Editorial Nacional – maior plataforma editorial brasileira no segmento científico, técnico e profissional – publica conteúdos nas áreas de ciências da saúde, exatas, humanas, jurídicas e sociais aplicadas, além de prover serviços direcionados à educação continuada e à preparação para concursos.

As editoras que integram o GEN, das mais respeitadas no mercado editorial, construíram catálogos inigualáveis, com obras decisivas para a formação acadêmica e o aperfeiçoamento de várias gerações de profissionais e estudantes, tendo se tornado sinônimo de qualidade e seriedade.

A missão do GEN e dos núcleos de conteúdo que o compõem é prover a melhor informação científica e distribuí-la de maneira flexível e conveniente, a preços justos, gerando benefícios e servindo a autores, docentes, livreiros, funcionários, colaboradores e acionistas.

Nosso comportamento ético incondicional e nossa responsabilidade social e ambiental são reforçados pela natureza educacional de nossa atividade e dão sustentabilidade ao crescimento contínuo e à rentabilidade do grupo.

# Saúde e Longevidade na Mesa

Dez Passos para a
Escolha Diária dos Alimentos
com a Dietoterapia Chinesa

Andrea Maciel Arantes

Nutricionista pela Univap. Especialista em Cuidados Integrativos pela Unifesp.
Formada nas Terapias Chinesas no Brasil e na China pela ACMS.
Apresenta o canal Terapia na Mesa, no YouTube, e ministra aulas e palestras.

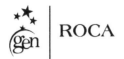

- A autora deste livro e a editora empenharam seus melhores esforços para assegurar que as informações e os procedimentos apresentados no texto estejam em acordo com os padrões aceitos à época da publicação, *e todos os dados foram atualizados pela autora até a data da entrega dos originais à editora.* Entretanto, tendo em conta a evolução das ciências, as atualizações legislativas, as mudanças regulamentares governamentais e o constante fluxo de novas informações sobre os temas que constam do livro, recomendamos enfaticamente que os leitores consultem sempre outras fontes fidedignas, de modo a se certificarem de que as informações contidas no texto estão corretas e de que não houve alterações nas recomendações ou na legislação regulamentadora.

- A autora e a editora se empenharam para citar adequadamente e dar o devido crédito a todos os detentores de direitos autorais de qualquer material utilizado neste livro, dispondo-se a possíveis acertos posteriores caso, inadvertida e involuntariamente, a identificação de algum deles tenha sido omitida.

- **Atendimento ao cliente: (11) 5080-0751 | faleconosco@grupogen.com.br**

- Direitos exclusivos para a língua portuguesa
  Copyright © 2016 by
  **EDITORA GUANABARA KOOGAN LTDA.**
  Publicado pela Editora Roca, um selo integrante do GEN | Grupo Editorial Nacional
  Travessa do Ouvidor, 11
  Rio de Janeiro – RJ – CEP 20040-040
  www.grupogen.com.br

- Reservados todos os direitos. É proibida a duplicação ou reprodução deste volume, no todo ou em parte, em quaisquer formas ou por quaisquer meios (eletrônico, mecânico, gravação, fotocópia, distribuição pela Internet ou outros), sem permissão, por escrito, da EDITORA GUANABARA KOOGAN LTDA.

- Capa: Editorial Saúde

- Editoração eletrônica: Anthares

---

- Ficha catalográfica

A683s

Arantes, Andrea Maciel
Saúde e longevidade na mesa : dez passos para a escolha diária dos alimentos com a dietoterapia chinesa / Andrea Maciel Arantes. - 1. ed. - [Reimpr.] - Rio de Janeiro : Roca, 2022.
138 p. : il. ; 21 cm.

Inclui bibliografia e índice
ISBN 978-85-277-2974-1

1. Medicina chinesa. 2. Nutrição. 3. Dietoterapia. 4. Alimentos - Composição. I. Título.

16-33037                          CDD: 615.892
                                    CDU: 615.814.1

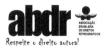

*Cuide do seu corpo. Ele é o único lugar
que você tem para viver.*
Jim Rohm

# Dedicatória

*À minha irmã, Cristiane.*

# Agradecimentos

Aos meus antepassados e irmãos espirituais.
À minha família, pelo apoio e pela inspiração.
A todos os meus mestres em Medicina Chinesa, em especial ao
Prof. Edgar Cantelli, por sua clareza e disponibilidade.
À equipe do Grupo GEN, por produzir esta obra.
Aos meus amigos, leitores, alunos e clientes, pela confiança
depositada em meu trabalho.

Andrea Maciel Arantes

# Apresentação

Minha história com a alimentação é longa e intrigante; portanto, vou resumi-la.

Desde jovem eu buscava ter saúde e nunca suportei ficar doente. Nunca tive uma doença grave, mas bastava ficar resfriada para meu corpo desmoronar. E mesmo quando aparentemente saudável, não tinha energia para fazer os exercícios na aula de educação física. Venho de uma família mineira, que gosta de comida; meus tios e tias têm padarias e são mestres na cozinha, porém a comida não me deixava disposta. Tentei praticar exercícios na adolescência, ao menos para crescer, pois minha menarca ocorreu muito cedo e fiquei baixinha. Assim, busquei a natação, o basquete e a ginástica, mas ainda tinha um ritmo muito devagar.

Aos 15 anos fui morar sozinha e tive de aprender a cozinhar e a experimentar os meus próprios pratos. Na casa dos meus pais, encontrei um livro sobre alimentação saudável, curiosamente testei receitas e fui percebendo os efeitos dos alimentos sobre o meu corpo. Depois disso, passei a identificar com mais clareza quando eu me sentia disposta e quando não. Na onda da alimentação saudável, tornei-me vegetariana por mais de 10 anos. Logo depois, descobri o *yoga* e cheguei à Medicina Tradicional Chinesa.

Depois de retirar a carne da minha alimentação, foi a vez do leite, dos laticínios, dos ovos e do café, e até as frutas eu reduzi. Meus colegas ficaram espantados, afinal parecia que pouco sobrava para comer dentro do cardápio. Nesse caminho, fui percebendo o quanto a alimentação também é influenciada por hábitos, crenças, família e sociedade. Chegando aos 30 anos, voltei a praticar exercícios físicos diariamente e então surgiu a fome, uma fome violenta que me fez voltar a comer ovos e peixes. Nessa época, eu já atuava como acupunturista e mergulhei nos ensinamentos da dietoterapia chinesa. Foi então que me tornei forte e saudável.

Atuando com a acupuntura passei a sugerir dicas de alimentação associadas ao tratamento com as agulhas, pois, embora a doença possa surgir de diversas maneiras, a alimentação está plenamente presente na vida dos pacientes, e a má alimentação é fator determinante para o surgimento de diversos problemas.

Desde o início achei incrível o modo como os chineses enxergam o alimento. Primeiro, não há nenhum desperdício, e o que não se come como refeição acaba se tornando uma fórmula de fitoterapia. Depois, há os aspectos energéticos, que nos ensinam a comer algo quente quando se sente frio e algo refrescante em dias de calor. Posteriormente, é preciso fortalecer o indivíduo com os alimentos certos, para que ele possa finalmente perder peso e manter a forma.

Ao longo deste livro, o leitor perceberá que o pensamento que fundamenta as terapias da Medicina Tradicional Chinesa é cíclico e que da mesma maneira que se pensa o indivíduo na acupuntura também se pensa na dietoterapia ou no *tai ji quan*, por exemplo. Para os chineses, o pensamento é integrado, holístico, e a separação existe apenas para as etapas de tratamento. Carboidratos, lipídios e proteínas não fazem parte desta proposta, mas sim frio, calor, *yin*, *yang* e todos os demais princípios chineses. A ideia é comer de maneira integral, objetiva, porém nutrindo-se em qualidade, considerando todos os níveis: físico, mental e espiritual.

Meu objetivo é tornar este pensamento claro e prático, para que você possa utilizá-lo em todos os dias de sua vida.

Andrea Maciel Arantes

# Prefácio

A Medicina Tradicional Chinesa (MTC) é considerada uma das Artes Taoistas, termo que designa todas as práticas que nasceram ao longo da história dessa tradição filosófico-espiritual chinesa. Essas práticas têm como objetivo comum a promoção de harmonia, saúde e longevidade por meio da aproximação da vida cotidiana às leis universais da natureza. Além da MTC, também são consideradas Artes Taoistas a astrologia chinesa, o *feng shui* e o *tai ji quan*, abrangendo até suas manifestações mais devocionais e religiosas.

É importante observar a escolha do termo "arte", pois ele é fundamental para caracterizar a aplicação dessas ferramentas como algo que necessita de um alto grau de sensibilidade, método, conhecimento e inteligência. A MTC, por sua vez, tem suas próprias ramificações terapêuticas, como a acupuntura, a massoterapia chinesa *tui na*, a fitoterapia, os exercícios (*qi gong*) e a dietoterapia, tema deste livro.

Como terapeuta e professor de MTC, que visa à integração e ao melhor aproveitamento de todas essas técnicas, entendo cada dia mais profundamente o porquê de, diferentemente de outras áreas da saúde, estarmos lidando com uma "arte". Quando passamos a tratar especificamente da dietoterapia, o equilíbrio entre o método, o conhecimento e a sensibilidade se faz ainda mais presente. Isso porque alimentar-se ou orientar a alimentação de alguém é algo muito delicado e cuidadoso, pois a alimentação é um dos pilares fundamentais da manutenção e do fortalecimento da saúde, uma maneira de participar ativamente da cura de um desequilíbrio e, quando desequilibrada, é até o fator etiológico (fator de origem) de uma patologia. No entanto, a nossa relação cotidiana com o alimento é muito diferente da relação com uma medicação, e é nesse ponto que surge a necessidade de senso "artístico" na busca pelo equilíbrio.

Alimentação é nutrição, não somente física, mas também afetiva e social. Como, então, encontrar esse ponto de equilíbrio no qual preciso comer o que me faz bem, mas também o que gosto, o que não gosto ou o que sempre comi? O que a minha cultura e o meu ambiente sociocultural me apresentam em relação à comida?

Não há outro caminho, senão o da consciência. Precisamos ganhar cada vez mais lucidez sobre nossos processos fisiológicos, refletindo sobre o corpo, nos seus aspectos estrutural (*yin*) e funcional (*yang*), a mente (*shén*) e o papel da alimentação. Assim, poderemos equalizar todos esses fatores com mais sabedoria.

Esse é o grande mérito da autora deste livro, Andrea Maciel Arantes, que apresenta este cenário de maneira clara e completa, profunda o suficiente para o leitor leigo, sem tornar o texto técnico, complexo ou intimidador, mas também sem subestimá-lo, saindo do nível básico e insuficiente de outros livros que apresentam os princípios da alimentação segundo a MTC.

A proposta de um passo a passo em dez etapas torna o caminho de ganho de consciência ainda mais didático e interessante, mas deixo aqui uma dica: não avance no livro imaginando absorvê-lo em uma leitura. Esta é uma obra de leitura agradável, construído de modo inteligente, mas também um livro de consulta, para retornar ao seu conteúdo em momentos futuros, quando você passar por uma situação de saúde específica. Dessa maneira, poderá aprender e vivenciar na realidade os benefícios incríveis dessa medicina aplicada na sua alimentação.

**Edgar Cantelli**

Acupuncture Doctor pela World Federation of Acupuncture-Moxibustion Societies (WFAS). Quinta geração da linhagem Agulha de Ouro da Medicina Tradicional Chinesa, discípulo do Mestre Liu Chih Ming. Professor dos cursos de Acupuntura e Massoterapia Chinesa *Tui Na* no Centro de Estudos de Medicina Tradicional e Cultura Chinesa (CEMETRAC) e dos cursos avançados de Medicina Tradicional Chinesa e de Hexagramas de *Yi Jing* (*I Ching*) na Sociedade Taoista do Brasil.

# Sumário

Dietoterapia Chinesa ........................................................................................................... 1

Passo 1 | Alimente-se ......................................................................................................... 5

Passo 2 | Conheça seu Corpo ........................................................................................... 13

Passo 3 | Entenda os Sinais .............................................................................................. 21

Passo 4 | Remova os Excessos .......................................................................................... 29

Passo 5 | Equilibre sua Constituição ................................................................................ 39

Passo 6 | Observe a Natureza dos Alimentos .................................................................. 47

Passo 7 | Escolha os Alimentos Adequados ..................................................................... 55

Passo 8 | Respeite os Horários ......................................................................................... 97

Passo 9 | Movimente-se .................................................................................................. 107

Passo 10 | Nutra seu Espírito ......................................................................................... 111

Referências Bibliográficas .............................................................................................. 115

Índice Alfabético ............................................................................................................. 117

# Dietoterapia Chinesa

Em meu primeiro livro, *Dietoterapia Chinesa | Nutrição para Corpo, Mente e Espírito*, destaquei a importância da nutrição em todos os âmbitos da vida, indo além do físico e envolvendo os aspectos mentais e espirituais do indivíduo. Afinal, não se nutre somente com comida, mas com conhecimento, ideias, desejos, relacionamentos, experiências, arte, sentimentos, espiritualidade, propósitos e muito mais.

A proposta desta obra é apresentar ao leitor a prática da dietoterapia chinesa, de modo que um leigo no assunto possa decodificar os sinais do seu corpo e escolher os alimentos adequados para recuperar a saúde e se nutrir.

Há mais de 2 mil anos, os chineses desenvolveram um sistema completo de saúde, que constitui a Medicina Tradicional Chinesa, composta de cinco categorias principais: acupuntura, massagem *tui na*, fitoterapia, dietoterapia e exercícios físico-energéticos, como o *qi gong*. Todas as terapias fundamentadas na Medicina Tradicional Chinesa têm os mesmos conceitos: o olhar integrado para o ser humano como corpo, mente e espírito, o entendimento do *qi* e a concepção de *yin* e *yang* na natureza e na vida. No corpo humano, esses conceitos são entendidos de diversas maneiras, porém, inicialmente, como estrutura e função ou matéria e energia. Toda a proposta de tratamento oferecida nesta obra está embasada nesse olhar.

A dietoterapia chinesa, que em chinês é chamada de *yin shi zhi liao fa*, surge como o recurso da Medicina Tradicional Chinesa para nutrir o corpo e, consequentemente, dar sustentação à mente e ao espírito. Ela é aplicada conforme a natureza de cada um, a partir da coleta de dados que envolvem indicativos peculiares à Medicina Tradicional Chinesa, como a observação da língua e do pulso, a compleição, os órgãos dos sentidos, os sentimentos, os hábitos de vida, as preferências alimentares, entre outros.

É importante dizer que a dietoterapia chinesa é um recurso que entende a alimentação do ponto de vista energético. Isso não exclui os conhecimentos atuais sobre os alimentos, mas prioriza seus efeitos dentro da fisiologia humana entendida pelos chineses.

## 2 Saúde e Longevidade na Mesa

Na China, a dietoterapia é o grande braço da fitoterapia. Os chineses não separam profundamente essas duas categorias por dois motivos. O primeiro é que esses conceitos estão enraizados na cultura chinesa e muitos alimentos de caráter medicinal são utilizados diariamente na culinária, como a raiz de angélica (*Angelica sinensis*) e o ginseng (*Panax ginseng*). Os chineses não escolhem a dietoterapia simplesmente por ser saudável, mas porque esse pensamento já acompanha seus hábitos alimentares. Por viverem em uma cultura que valoriza a natureza, eles crescem sabendo e respeitando o poder das ervas na nutrição. Atualmente, com o aumento das pesquisas sobre a alimentação no Oriente, esse hábito vem crescendo em todo o mundo.

As tradicionais farmácias chinesas manipulam fórmulas magistrais, que são consumidas na forma de chás, a partir de uma receita entregue pelo profissional de Medicina Tradicional Chinesa no ato da consulta. Muitas dessas fórmulas têm gosto e aparência horríveis para os ocidentais, porém os chineses as consomem sem pestanejar quando há necessidade. Nos grandes centros do Oriente, os modelos de farmácia ocidentais estão crescendo por conta da globalização, o que não era comum poucos anos atrás.

O segundo motivo para os chineses não separarem a dietoterapia da fitoterapia e praticarem-na de modo natural encontra-se no entendimento da fisiologia energética. Qualquer chinês sabe o significado do *qi*, do *yin* e do *yang*, e o hábito de consumir alimentos em caráter terapêutico é natural e não sofre preconceitos ou grandes exigências. Desse modo, é fácil entender por que o gengibre, que tem natureza morna (*yang*), é usado em diversos pratos. Ele é utilizado na culinária para combater e dispersar o frio, principalmente em regiões montanhosas.

A prática da dietoterapia é diferente da fitoterapia chinesa. As ervas e fórmulas magistrais têm ação específica e direcionada à patologia do que os alimentos, por isso são indicadas para tratamento, enquanto os alimentos são utilizados para nutrição e promoção de saúde. Em muitas situações, a dietoterapia chinesa pode ser utilizada como recurso terapêutico no qual os alimentos e as bebidas têm ação específica e de tratamento, porém, em sua amplitude, os alimentos são sugeridos integralmente para corrigir deficiências que, muitas vezes, desencadeiam as doenças. Quando a doença está muito avançada, é necessário acrescentar a fitoterapia e a acupuntura.

Na prática, é evidente que os alimentos sozinhos não tratam miomas, osteoporose ou psoríase, mas alguns podem agravar essas condições e outros podem agir de maneira positiva, estimulando as funções de órgãos internos prejudicados pelas doenças. Nesse sentido, a dietoterapia chinesa, mais do que uma proposta milenar, é um conhecimento absolutamente útil ao mundo moderno, por ensinar sobre a natureza dos alimentos. O ato de escolher um alimento aliado na saúde ou na doença é de grande importância, uma vez que a saúde nos centros urbanos está ameaçada pelo estresse e pela falta de tempo, seja para se cuidar ou para cozinhar.

Milênios atrás não havia o conhecimento de carboidratos, proteínas ou vitaminas, e o alimento era escolhido e selecionado conforme sua ação dentro do organismo. Os alimentos refrescantes eram muito utilizados no verão, os salgados eram cotados quando o clima estava frio e aqueles de ação descendente eram escolhidos para limpeza e desintoxicação do organismo. Tudo isso era feito por um único motivo: a busca pela sobrevivência. Para sobreviver no planeta, os chineses sabiam que era preciso viver em harmonia, e eles aprenderam isso observando a natureza.

Em tempos modernos, esse pensamento parece retrógrado. Afinal, a ciência revelou inúmeras informações sobre os alimentos e a fisiologia humana. No entanto, nem sempre o conhecimento sobre os nutrientes é suficiente e acessível, de imediato, para todas as pessoas. O processo de escolha dos alimentos pode ser mais prático ao se conhecer e observar a natureza intrínseca dos alimentos e a fisiologia corporal de maneira simples.

Com a publicação de meu primeiro livro, passei a ministrar mais palestras sobre o assunto e foi fácil perceber o quanto a população desconhece a ação dos alimentos dentro do organismo, o que é muito preocupante, uma vez que nos alimentamos todos os dias. Afinal, estamos comendo somente para sobreviver ou para viver melhor? Será que estamos comendo de maneira adequada? Será que as doenças são ocasionadas sempre por um fator extrínseco?

Infelizmente as pessoas não são instruídas desde a infância para saber o que e por que estão comendo. A maior parte da população não sabe o que os intestinos fazem ou a importância das funções do fígado ou dos rins, por exemplo. Da mesma maneira, também não se aprende a observar o corpo com consciência.

Antes de aprender sobre o corpo ou a função energética dos alimentos, é preciso trabalhar a consciência, que, segundo Pitchford (1993), deve ser a base da pirâmide alimentar. A consciência do ser humano está atribuída ao espírito de cada um, e os chineses a chamam de *shén* (ver Passo 1 – Alimente-se). Ela provê ao indivíduo a capacidade de saber quem é, o que faz e a importância de suas escolhas, além de armazenar a sabedoria. É preciso entender que a sabedoria é diferente do intelecto, que abriga a razão e é dirigido pelo cérebro. A consciência não tem lugar específico, pois é uma atribuição do espírito e, portanto, é energética e não mensurável.

É interessante pensar que a consciência, por ser de natureza energética, é alimentada por experiências, vivências, pensamentos, sentimentos e intuições, elementos que não se pode palpar; ela simplesmente é percebida. A consciência é onde dorme a sabedoria inata do indivíduo. Quando ela está desperta, o indivíduo faz boas escolhas e age de maneira íntegra e, sobretudo, natural. Com consciência, o indivíduo entende a natureza e se harmoniza com ela.

Na prática, ganhar consciência fortalece e auxilia o indivíduo em todos os segmentos da vida. No caminho da nutrição, a consciência é uma via de mão dupla. Por um lado, ela auxilia o indivíduo a elaborar um bom cardápio e proporciona a percepção para que ele possa observar o que e como está ingerindo e digerindo; por outro, a própria percepção pode proporcionar autoconhecimento para que o indivíduo identifique o que lhe faz verdadeiramente bem e feliz.

Quantas vezes você comeu algo que lhe disseram ser bom para a saúde, mas não foi bom para você? Quantas vezes você comeu menos para evitar o ganho de peso e rapidamente sentiu fome? Essas são situações que exigem consciência. Desse modo, quanto mais o indivíduo conhecer a si mesmo, mais poderá entender como seu organismo funciona e buscar as respostas para satisfazer sua própria necessidade, que, muitas vezes, não é somente de comida.

Com o avanço da tecnologia, o campo da saúde ganhou muitas formas de tratamento. Entretanto, esse avanço também fez com que o homem olhasse mais para as opções de tratamento do que para a utilização dos recursos internos de que dispõe.

Com isso, ensinou-se que os alimentos são para "matar a fome", e os tratamentos, para "ganhar saúde". Inverteu-se o processo nos conceitos de saúde e doença, e todo o sistema de cura inato ao ser humano foi dispensado.

Como afirma o Dr. Andrew Weil, especialista em Medicina Integrativa nos EUA, não é possível subestimar a capacidade do ser humano de curar a si mesmo, pois o "tratamento vem de fora, mas a cura vem de dentro". É preciso, portanto, que seu sistema inato de cura seja fortalecido com princípios proporcionais à sua natureza. A alimentação, os exercícios físicos, o sono, a prática espiritual e os bons relacionamentos são pilares para a promoção de saúde, mas eles não funcionam se não houver autoconhecimento e autocuidado, o que exige consciência. Portanto, para entender os sinais, os sintomas, a fisiologia e a nutrição energética, adentremos as bases da Medicina Tradicional Chinesa.

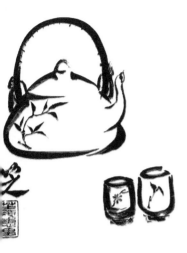

# Passo 1
# Alimente-se

## Introdução

Antes de abordar os fundamentos da Medicina Tradicional Chinesa, é importante ressaltar que ela é um sistema integrado de saúde, formado por cinco categorias:

Dietoterapia: tratamento com alimentos e bebidas
Fitoterapia: tratamento com plantas medicinais e fórmulas magistrais
Acupuntura: tratamento nos canais de energia e microssistemas, empregando o uso de agulhas, moxabustão, ventosa, sementes, entre outros
*Tui na*: tratamento com massagem corporal, no qual se integra também a reflexologia
Exercícios físico-energéticos: geralmente o *qi gong*, mas nesta categoria também estão o *tai ji quan* e o *lian gong*.

## Medicina Tradicional Chinesa

A Medicina Tradicional Chinesa surgiu há mais de dois mil anos e é o resultado de uma proposta de saúde elaborada ao longo de várias dinastias na China Imperial. Ela recebeu grande influência do Taoísmo e do Confucionismo e, como fruto desses princípios filosóficos, entende o ser humano como corpo, mente e espírito.

Na concepção taoísta, "o espírito é comum a todos os seres" e o corpo é constituído por energia, *qi*, conforme declara Cherng (2010):

> Quando essa energia está em plenitude, a pessoa se sente com mais disposição física e psíquica. A carência de energia pode tornar a pessoa menos concentrada, letárgica.

Nesse sentido, é importante manter a energia e a consciência para preservar a vida. Trata-se de um processo dinâmico, que envolve corpo, mente e espírito. Para entender a dinâmica da dietoterapia, é necessário esclarecer os conceitos que permeiam o pensamento da Medicina Tradicional Chinesa. Quando um alimento é consumido e

# 6 Saúde e Longevidade na Mesa

transformado dentro do organismo, ele se torna uma substância fundamental, necessária para manter a vida. As substâncias fundamentais são formadas a partir da alimentação e compreendem: *qi, yin, yang, xue, jin ye, shén* e *jing*.

## Qi

A tradução que melhor se aplica à definição de *qi* no Ocidente é a palavra energia, que promove o movimento e sustenta a vida. Quando alguém está cansado, é comum ouvir que aquele indivíduo está "sem energia". Essa pessoa, portanto, está com o *qi* em baixa, o que, na Medicina Tradicional Chinesa, é definido como deficiência de *qi*.

A deficiência de *qi* é o primeiro nível de fraqueza que o ser humano pode sentir, e é principalmente por meio da alimentação que ele é formado. Assim, é comum ver como a pessoa se sente mais disposta quando se alimenta bem.

O ideograma *qi* é representado por dois caracteres associados. A base da figura representa um grão de arroz cozido e o topo da figura representa o vapor. Enquanto o arroz cozido denota algo material e substancial, o vapor denota algo imaterial e etéreo. A junção dessas imagens carrega a mensagem de algo simultaneamente material e imaterial e que está em constante movimento. Por isso, o *qi* é tanto o grão de arroz quanto o vapor e está em tudo no universo, ou seja, em tudo o que existe nos níveis físico e energético. Para os chineses, o conceito do *qi* é como as duas faces de uma mesma moeda: quando o *qi* se torna material e constitui algo sólido ou substancial, ele ganha características *yin*; quando age no nível energético, imaterial e etéreo, ganha características *yang*.

No corpo humano, o *qi* está em toda parte – ele impulsiona o sangue dentro dos vasos, permeia os canais e promove o funcionamento adequado dos órgãos internos (*zang fu*). O *qi* oriundo dos alimentos é importante para o funcionamento do organismo e a manutenção da vida, pois constitui o que os chineses chamam de *gu qi*, o *qi* pós-natal.

## Etapas da formação do qi

Quando o indivíduo come, o alimento é mastigado e triturado e, então, segue pelo trato digestivo, chegando ao estômago (*wei*), onde é maturado com o auxílio da energia do baço (*pi*) e do fígado (*gan*), que contribuem para a harmonia da digestão. A essência energética transformada nesse instante (*gu qi*) sobe para o tórax e se associa ao oxigênio oriundo da respiração para formar o *qi* torácico (*zong qi*) e o *qi* verdadeiro (*zheng qi*), o qual recebe este nome em razão de suas verdadeiras forças e qualidades: a defesa e a nutrição.

Em seguida, ainda no tórax, os pulmões difundem *zheng qi* para todo o organismo de duas maneiras: uma parte dessa energia protege a pele, circula pela superfície física e recebe o nome de *qi* defensivo (*wei qi*); a outra parte adentra o organismo, é mais densa e é, de fato, a essência dos nutrientes alimentares e do *qi*, recebendo o nome de *yin qi*, o *qi* nutritivo. Este é a base para a formação do sangue, o qual recebe o nome de *xue* (Figura 1.1).

No processo digestivo, a essência energética que pouco serve ao organismo desce para o intestino delgado, onde ainda pode ser aproveitada, e o restante dos alimentos maturados segue posteriormente para o intestino grosso e o reto, a fim de ser eliminado como fezes.

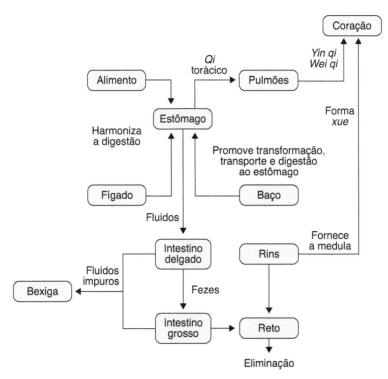

Figura 1.1 **Formação do** *qi*.

Em termos nutricionais, é possível dizer que o entendimento do *qi* é equivalente ao dos fitonutrientes, enzimas e minerais presentes nos alimentos.

## Yin e yang

O *qi* apresenta duas características distintas: é funcional e energético, pois tem características *yang*, mas também é substancial e material, pois tem características *yin*. Portanto, o *qi* pode se apresentar com a natureza *yang*, de caráter energético e sutil, como o cheiro ou o calor, e, em outros momentos, pode se apresentar com características mais densas e materiais, de natureza *yin*, como o suor ou o sangue.

De maneira prática, *yang* é a energia, enquanto *yin* é a "massa" formada pela energia. Enquanto *yang* corresponde à função, *yin* corresponde à estrutura de todas as coisas. Assim, *yin* e *yang* são complementares em sua natureza (Figura 1.2).

O *yin* é o lado escuro do círculo, e o *yang* é o lado claro. Juntos eles formam a figura do *tai ji*, que é o símbolo do Taoísmo e a melhor representação da dinâmica da vida: o nascimento e a morte, o dia e a noite, o frio e o calor, e todas as transformações. *Yin* e *yang* associados representam a unidade de todas as coisas, por isso o Taoísmo salienta que "a união das coisas está na sua essência, e não nos seus fragmentos" (Cherng, 2010). Assim, a Medicina Tradicional Chinesa se caracteriza como uma proposta holística, que enxerga o ser humano por inteiro e em sua essência.

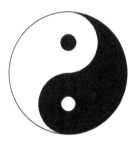

Figura 1.2 *Tai ji*.

Portanto, enquanto *yang* representa função, ação, calor e agitação, *yin* é estrutura, solidez, recepção, frio e calmaria. Assim, é fácil entender por que alimentos quentes (*yang*) são indicados para pessoas friorentas, pois aquecem e estimulam as funções, ao passo que alimentos frios não lhes fazem bem.

Essas indicações são mais complexas e serão explicadas no decorrer deste livro, mas é a partir da dinâmica do *yin* e do *yang* que se entende a diferença constitucional dos indivíduos. Cada pessoa, em sua essência, tem uma natureza que pende para o *yin* ou para o *yang*, conforme sua fisiologia, seus hábitos, seu estilo de vida e sua hereditariedade.

*Yin* e *yang* também correspondem a todos os processos fisiológicos. Na Medicina Tradicional Chinesa, diz-se que um indivíduo pode apresentar deficiência de *yin* ou de *yang*.

Em seu estágio máximo, *yin* se transforma em *yang*, e o contrário também é verdadeiro, *yang* se consolida e se transforma em *yin*. Na prática, por exemplo, observa-se que doenças agudas (com duração de 1 semana) têm natureza *yang*, são passageiras e de fácil tratamento, mas podem se tornar crônicas se não forem devidamente tratadas; enquanto doenças crônicas, com maior duração, também podem melhorar, surgindo somente crises, com menor frequência e tornando-se passageiras (portanto, *yang*).

Da mesma maneira, as doenças de caráter *yang* são aquelas que estão na superfície, ao nível da pele e dos músculos, como o resfriado, e, quando agravadas, como nos quadros de pneumonia, atingem a profundidade, acometendo funções internas, em especial a dos pulmões. Ao se aprofundar, a doença demonstra prognóstico ruim.

## *Xue*

Para os chineses, *xue* é a consolidação da energia nutritiva dentro do organismo, com característica densa e material. Constitui o que se pode chamar de sangue e circula dentro dos vasos sanguíneos (*xue mai*).

O sangue (*xue*) é formado a partir dos alimentos transformados no processo digestivo, para que o organismo possa estar nutrido e hidratado. Quando a produção de sangue (*xue*) é falha ou deficiente, o corpo não dá sinais somente de cansaço, mas também de desnutrição. Isso acomete a pele, os cabelos, os olhos, as unhas, a mente e todas as estruturas, como os ossos e as articulações. A deficiência de sangue (*xue*) pode preceder a deficiência de *yin*.

## Jin ye

A tradução que mais se assemelha ao entendimento de *jin ye* é "fluidos corporais". Segundo Clavey (2000):

> *jin ye* é um termo genérico para todos os fluidos fisiológicos normais do organismo, (...) tais como lágrimas, saliva, suor (...), e também os fluidos que agem para umedecer os vários tecidos dentro do organismo, como pele, tendões e ossos.

Os fluidos corporais, oriundos de alimentos e bebidas, podem ser densos ou leves. A essência leve é denominada *jin*, de característica *yang*, e, durante o processo digestivo, ela sobe para os pulmões (*fei*), que dispersam os fluidos através dos canais de energia para nutrir a pele. A essência densa é denominada *ye* e tem a função de "nutrir os órgãos internos, os ossos, o cérebro e os orifícios" (Ross, 2003). É importante ter *jin ye* para hidratação e lubrificação do organismo, porém os líquidos corporais excessivos devem ser eliminados pela urina ou pela transpiração. Trata-se de um processo que se repete constantemente.

### Shén

A palavra *shén*, em chinês, tem diversos significados. Segundo os taoístas, pode ser Deus, espírito universal (Cherng, 2010) ou a divindade que existe em todos os seres humanos. No sentido aqui utilizado, *shén* é entendido como substância que constitui parte da consciência do indivíduo.

> Didaticamente, consideramos que a consciência que está em uma pessoa pode estar no nível e na realidade da Consciência Universal; a esta consciência nós chamamos de espírito, é o próprio *shén* que está em nós. A consciência pode estar também ao nível da personalidade, que se manifesta e vive com características próprias.

Assim, a consciência, a mente e as funções psíquicas e cognitivas, de pensamento, comunicação e sensibilidade, também constituem o *shén*, uma substância de natureza *yang* e, portanto, imensurável.

### Jing

Conforme mencionado anteriormente, o *qi* tem distintas nomenclaturas, que variam conforme suas funções. O *jing* também é uma forma de *qi*, traduzida como essência herdada, essência pré-natal ou *qi* pré-natal.

O *jing*, ou *qi* pré-natal, é a energia concedida ao indivíduo antes de seu nascimento, ao nível embrionário, que surge a partir do espermatozoide do pai e do óvulo da mãe. "Essa energia nutre o embrião e o feto durante a gravidez e depende da nutrição derivada do rim da mãe" (Maciocia, 1996). O *jing*, portanto, é a substância fundamental para o desenvolvimento, o crescimento e a reprodução dos indivíduos e está alojado nos rins. Todos os dias, parte do *jing* é perdida, por conta dos processos fisiológicos. À porção do *jing* utilizada nesses processos dá-se o nome de *yuan qi*.

Assim, cada indivíduo recebe uma quantidade de energia para crescer e viver, da origem até a morte. Enquanto o *qi* pré-natal (*jing*) é a energia primordial para o surgimento da vida, o *qi* pós-natal (*gu qi*) é a energia fundamental para a manutenção da vida (Tabela 1.1). Por isso, é importante se alimentar bem, para promover o *qi* (pós-natal) dentro do organismo e evitar o consumo excessivo de *qi* pré-natal (*jing*).

O *qi* pré-natal (*jing*) é a base da sustentação do corpo e da mente (*shén*). Para os chineses, a mente está presente no corpo humano e as funções energéticas dos órgãos internos (*zang*) a sustentam. A mente (*shén*), como substância fundamental, é formada, portanto, pelo *qi* pré-natal e pelo *qi* pós-natal.

Na concepção chinesa, o *qi* pré-natal (*jing*) também é matéria-prima para a formação da medula (*sui*), do cérebro (*nao*) e do sangue (*xue*). Ele também é gasto em todos os momentos da vida: na digestão, na menstruação, na formação de sangue, nas atividades mentais, na ejaculação e em muitas outras atividades. Uma vez que o *qi* pré-celestial (*jing*) é a herança energética que os indivíduos recebem dos pais, é importante poupá-lo, adquirindo bons hábitos para manter a saúde. A perda excessiva do *jing* resulta em envelhecimento precoce.

A saúde do indivíduo também é refletida na qualidade das substâncias fundamentais. O *qi* pré-natal, por exemplo, é responsável por impulsionar a vida e o desenvolvimento do feto. Nos homens, o *jing* está alojado entre os rins e, nas mulheres, no útero, para possibilitar a gestação. Se a gestante não tiver boa saúde ou entrar na gestação pouco depois dos 35 anos, ela naturalmente poderá comprometer a saúde do bebê, uma vez que o *qi* pré-natal já foi bastante perdido até esse momento da vida. Nesse sentido, é essencial que a gestante se alimente muito bem e preserve sua saúde, para poder dar condições físicas e energéticas saudáveis ao seu filho durante a gestação.

Todas as atividades realizadas pelos seres humanos dependem do organismo, o qual, por sua vez, depende das substâncias fundamentais. Assim, quando o corpo precisa de energia para realizar uma atividade, ele necessita de um alimento, da mesma forma como uma planta precisa de água e adubo para crescer. Quando uma pessoa não se alimenta corretamente, seu corpo gasta muito mais o *qi* pré-natal (*jing*) para que a vida seja mantida. Esse gasto excessivo de *jing* pode diminuir, inclusive, a expectativa

Tabela 1.1 **Características do *qi* pré-natal e do *qi* pós-natal.**

| *Qi* pré-natal | *Qi* pós-natal |
| --- | --- |
| É herdado dos pais | Tem origem na alimentação e na respiração |
| Não é reposto | É reposto diariamente |
| Atua como matéria-prima para o crescimento, a reprodução e a formação do cérebro e da medula óssea | Dá suporte às estruturas anatômicas e à fisiologia corporal |
| Dá suporte primário ao corpo físico e à mente (*shén*) | Mantém a vitalidade dos órgãos vitais (*zang fu*) e da mente (*shén*) |

de vida, pois o *jing* é como um reservatório de energia. Caso ele acabe, o indivíduo não terá energia para viver. Por isso, ele precisa ser duradouro, pois é gasto diariamente e não pode ser reposto. Se a demanda for excessiva e sem necessidade, o resultado é a perda da própria longevidade.

Por isso, a saúde, na visão dos chineses, depende do *qi* pré-natal, oriundo da saúde dos pais, da alimentação e da respiração, que vão formar o *qi* pós-natal. Nesse sentido, é importante se alimentar para produzir substâncias fundamentais, pois elas mobilizarão os órgãos internos e fortalecerão a estrutura e o organismo para manter a vida. O equilíbrio entre a formação de *qi* produzido pela alimentação e seu gasto adequado contribui para o bem-estar físico e mental do indivíduo.

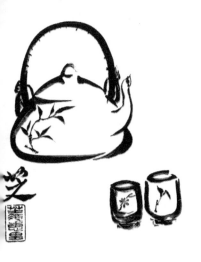

# Passo 2
# Conheça seu Corpo

## Introdução

Para compreender os sinais e sintomas do corpo, é importante entender o funcionamento dos órgãos internos. Segundo a Medicina Tradicional Chinesa, o organismo depende do bom funcionamento de dez órgãos principais, os quais, inicialmente, nutrem e possibilitam a ação dos membros superiores e inferiores e se relacionam com os cinco órgãos dos sentidos e o cérebro. A esse sistema de órgãos e vísceras é dado o nome de *zang fu*. Enquanto *zang* caracteriza os cinco órgãos com as maiores funções, *fu* caracteriza as vísceras, responsáveis pelo armazenamento das substâncias. Os órgãos *zang* são: fígado (*gan*), coração (*xin*), pulmão (*fei*), baço (*pi*) e rins (*shèn*). E os órgãos *fu* são: vesícula biliar (*dan*), intestino delgado (*xiao chang*), intestino grosso (*da chang*), estômago (*wei*) e bexiga (*pang guang*). Os chineses atribuem funções associadas ao sistema *zang fu* também ao pericárdio (*xin bao*) e ao triplo aquecedor (*san jiao*).

O pericárdio (*xin bao*) é a membrana que envolve o coração (*xin*) e, na visão oriental, tem características energéticas de suporte e auxílio às funções do coração (*xin*), especialmente no nível emocional. Já o triplo aquecedor (*san jiao*), que é um conceito oriental, e não um órgão propriamente dito, exerce a função (*yang*) de concentrar e mobilizar o *qi* entre as três regiões do tronco: o tórax, o abdome e o ventre. Ele é subdividido em superior, médio e inferior, atuando como víscera (portanto, *fu*). Segundo Maciocia (1996), a atuação do triplo aquecedor superior dispersa o *qi* na pele e nos músculos, enquanto o triplo aquecedor médio controla o movimento do *qi* oriundo dos alimentos e o triplo aquecedor inferior controla o movimento descendente do *qi* na bexiga (*pang guang*) e nos intestinos (*chang*).

## Funções dos órgãos internos

### *Fígado (*gan*)*

#### Regular o volume de sangue

O fígado (*gan*) regula o volume de sangue conforme a demanda do organismo. Durante as atividades, ele trabalha para que as articulações estejam devidamente nutridas para a realização dos movimentos.

#### Assegurar o fluxo suave do *qi*

A função de regular o *qi* e o sangue (*xue*) contribui para a harmonia da digestão, das emoções, dos sentimentos e do fluxo de *qi* no corpo. O fígado (*gan*) trabalha para que o *qi* chegue a todos os lugares e os movimentos sejam realizados. Durante o processo digestivo, ele contribui com enzimas e bile, por exemplo.

Quando não há fluidez na função do fígado, há estagnação de *qi*, e como o fígado abriga grande quantidade de sangue, a estagnação de *qi* compromete também sua fluidez. Isso, posteriormente, pode desencadear diversos desequilíbrios, como afirma Maciocia (1996): "se o *qi* do fígado (*gan*) estiver contido por um longo período, nossa vida emocional será caracterizada geralmente por depressão, frustração, irritabilidade e tensão emocional".

#### Produzir a bile

A bile é composta por ácido clorídrico e estocada na vesícula biliar (*dan*), que contribui para a digestão e quebra das gorduras dos alimentos. Por isso, o sabor ácido beneficia o fígado (*gan*), pois sua ação adstringente favorece a quebra das moléculas de gordura. A estagnação do *qi* é visível em quadros de depressão, frustração, má digestão, flatulência ou constipação intestinal, e pode ser melhorada com o consumo de alimentos refrescantes e de sabor ácido.

#### Controlar os tendões e as articulações, abrir-se nos olhos e manifestar-se nas unhas

O fígado (*gan*) é o órgão responsável por nutrir os olhos, as unhas, as articulações e os tendões. Quando o fígado (*gan*) não está saudável, o indivíduo apresenta unhas fracas e frágeis, e a visão fica empobrecida, causando problemas oculares. A nutrição das articulações também pode diminuir e dar espaço para doenças como artrite e, posteriormente, artrose, bursite e todos os quadros dolorosos que acometem os membros superiores e inferiores.

#### Abrigar a alma etérea

O fígado (*gan*) abriga a alma etérea, a qual os chineses chamam de *hun*. Nas palavras de Lorie Dechar (2006): "nos humanos, *hun* representa a faculdade da imaginação, da visão, da direção clara e o senso de justiça", por isso, ele é o responsável por intuição, criatividade, raciocínio, estratégia e planejamento. E acrescenta: "à noite, enquanto dormimos, *hun* organiza nosso sonhos e promove a imaginação para nossos planos no futuro".

> Observe que o entendimento da fisiologia para a Medicina Tradicional Chinesa difere da fisiologia da Medicina Ocidental. O olhar energético oriental compreende a atuação dos órgãos internos nos âmbitos físico, mental e espiritual. Isso é explicado com mais detalhes no livro *Dietoterapia Chinesa | Nutrição para Corpo, Mente e Espírito* (Editora Roca, 2015).

## Sinais de que o fígado (*gan*) não está bem

Visão enfraquecida ou turva, olhos secos, conjuntivite, glaucoma, labirintite, miopia, tontura, tremores, má digestão, distúrbios ginecológicos, unhas fracas, cefaleias intensas, menstruação dolorosa, artrite, artrose, convulsão, intolerância, irritabilidade, raiva, frustração, falta de planejamento e de estratégia, controle excessivo, falta de criatividade, entre outros.

# Coração (xin)

## Governar e sintetizar o sangue e controlar os vasos

O coração (*xin*) bombeia o sangue (*xue*) e o direciona para todo o corpo através dos vasos (*xue mai*), regendo a circulação sanguínea. A transformação final da formação do *qi* oriundo dos alimentos em sangue (*xue*) acontece no coração (*xin*).

## Manifestar-se na face

Os chineses entendem que a face revela o estado de espírito das pessoas e que o espírito humano está alojado no coração (*xin*). Na prática da Medicina Chinesa, também se observam o olhar do indivíduo e a cor da face, se está pálida, avermelhada, arroxeada ou amarelada: "quando o sangue está deficiente, a compleição é pálida" (Maciocia, 1996).

## Abrir-se na língua e controlar a sudorese

O coração (*xin*) rege a fala e influencia todos os processos de comunicação. Falar demais pode indicar fogo de coração (*xin*) e mente (*shén*) absolutamente inquieta. Falar pouco pode indicar tristeza, introversão ou deficiência nas funções do coração (*xin*).

Na Medicina Chinesa, o suor é estreitamente relacionado ao coração (*xin*), pois o calor mobiliza a circulação sanguínea, regida pelo coração (*xin*), que promove a sudorese para manter a harmonia corporal, ou seja, "sob certas circunstâncias, os fluidos podem ser retirados do próprio sangue (*xue*) para se tornar suor" (Clavey, 2000). A transpiração noturna e a hiperidrose estão relacionadas a desequilíbrios entre coração (*xin*) e rins (*shèn*).

## Abrigar a mente (shén) e enraizar o espírito

Entre suas funções energéticas, o coração (*xin*) nutre a mente e abriga o espírito, promovendo a consciência dos indivíduos. É ele que dá a qualidade da presença, de tempo e espaço e impulsiona, junto com o cérebro, as funções cognitivas e a fala. Por isso, o coração (*xin*) rege a língua e auxilia todos os processos da comunicação.

Na Medicina Chinesa, todos os desequilíbrios da fala são tratados com a harmonia das funções do coração (*xin*), e os alimentos que o beneficiam também mobilizam a mente (*shén*).

Assim, enquanto durante o dia o *shén* se manifesta na compleição, na face das pessoas, durante a noite a consciência "repousa" no coração (*xin*). Por isso, os pesadelos estão relacionados a perturbações mentais, que envolvem o coração (*xin*). Estimulantes, como o café, são contraindicados no período da noite, pois o café tem o sabor amargo e é de natureza *yang*, atuando diretamente nas funções do coração (*xin*). Desse modo, ele impulsiona a circulação de sangue e de energia, estimula as atividades cerebrais e acelera o ritmo do coração (*xin*). Quando o coração (*xin*) é afetado, a mente se agita e o sono é perdido. Isso também acontece com as dificuldades de ordem afetiva.

## Abrigar os sentimentos e reger o tato

O *shén* faz a ponte entre o cérebro e o corpo e está por trás de todas as emoções. O coração (*xin*) relaciona-se com o tato; a sensibilidade e as emoções também estão sob o comando dele. Não é por acaso que o ser humano expressa a afetividade por meio de carinhos, abraços e beijos. O toque, portanto, é uma expressão do coração (*xin*).

## Sinais de que o coração (*xin*) não está bem

Palpitações, sudorese excessiva, insônia, ansiedade, distúrbios da fala, memória fraca, vulnerabilidade, hipertensão, confusão mental, insuficiência cardíaca, má circulação, angina, distúrbios psiquiátricos.

# Baço (pi)

Antes de apresentar as funções do baço (*pi*), é importante esclarecer que suas funções na Medicina Tradicional Chinesa são distintas da Medicina Ocidental. De acordo com Peter Mole (2007):

> a compreensão chinesa das funções do baço difere muito do ponto de vista ocidental. As funções do baço (*pi*), de acordo com a Medicina Chinesa, são mais amplas e fundamentais para o funcionamento saudável do corpo, da mente e do espírito, essas funções incluem algumas funções do pâncreas.

## Realizar a transformação, o transporte e a ascendência do *qi*

O baço (*pi*) envolve as funções do pâncreas e controla o sistema digestivo. Enquanto o estômago (*wei*) matura os alimentos, a força da transformação do alimento em energia depende do impulso energético do baço (*yang pi*). Depois de transformar o alimento em *gu qi*, essa essência nutritiva sobe em ascendência para o pulmão (*fei*) e o coração (*xin*).

A dificuldade em transformar os alimentos e manter uma digestão saudável está relacionada ao baço (*pi*) e pode resultar em acúmulo de resíduos que se convertem em fatores patogênicos, como a umidade (*shi*). De modo semelhante, se a terra está úmida demais, não produz um solo fértil. O ganho de peso, os edemas, o muco e a diarreia são exemplos de presença de umidade patogênica (*shi*).

## Controlar os músculos e os quatro membros

Entre as funções do baço (*pi*) está a nutrição dos músculos, dos quatro membros e dos lábios. Se o *qi* não tem força suficiente, os músculos se tornam enfraquecidos, pois não estão suficientemente nutridos, causando flacidez e atrofia. Da mesma maneira que o baço (*pi*) mobiliza para cima a essência dos alimentos (*gu qi*), o aspecto *yang* (funcional) do baço (*pi*) mantém os órgãos em seu devido lugar. Por isso, todos os prolapsos e a flacidez são fraquezas oriundas da deficiência de baço (*pi*).

Os alimentos de natureza doce, como os grãos e as leguminosas, contribuem para tonificar o *qi* e auxiliam as funções do baço (*pi*).

## Abrir-se na boca

O baço (*pi*) é o responsável pelo paladar, e a mastigação não somente facilita a digestão como é essencial para a percepção do alimento. O sabor doce tonifica as funções do baço (*pi*), mas a fraqueza do estômago (*wei*) e do baço (*pi*) causa desejos intensos por alimentos doces. É importante ter discernimento para fazer boas escolhas. Isso será descrito no Passo 7 – Escolha os alimentos adequados.

Os chineses também atribuem ao baço (*pi*) a função de governar o metabolismo e o paladar, conforme descreve Yamamura (2001):

> o baço (*pi*) também é o responsável pela recepção e pelo reconhecimento do sabor ingerido. Portanto, quando o baço (*pi*) encontra-se fraco, a pessoa não sente o gosto do alimento, não consegue discriminar o sabor e, às vezes, limita-se a alimentar-se com apenas um determinado alimento, como, por exemplo, comer somente arroz e feijão.

Nesse caso, é importante ingerir alimentos bastante nutritivos e de sabor doce, como beterraba, abóbora, cenoura, inhame, batata-doce, cará e leguminosas, como grão-de-bico e ervilha. O fortalecimento do baço (*pi*) contribui para o ganho de massa magra, favorecendo a musculatura.

## Abrigar o pensamento e o *yi*

Com o baço (*pi*) enfraquecido, a capacidade de raciocínio lógico diminui, faltam nutrientes e a energia necessária à concentração e ao pensamento fica embotada, dando espaço para a preocupação, a ruminação de pensamentos ou até a obsessão. O baço (*pi*) abriga a alma (*yi*), traduzido como intenção ou reflexão, conforme descreve Mole (2007): "Esse caractere é formado pela junção de dois radicais, *li* e *yue*, que significa falar. De modo geral, significa falar com o coração, ou com a intenção".

O relacionamento entre baço (*pi*) e coração (*xin*) é entendido fisiologicamente pela formação do sangue (*xue*), como explicado anteriormente. No entanto, essa relação também ocorre no âmbito do intelecto. O baço (*pi*) é responsável pelo pensamento

# 18 Saúde e Longevidade na Mesa

analítico, pelos estudos, concentração, memória e foco para materializar as coisas, enquanto o coração (*xin*) auxilia nas funções cerebrais.

## Sinais de que o baço (*pi*) não está bem

Falta de apetite, anemia, fraqueza, má digestão, distensão abdominal, diarreia, disenteria, letargia, obesidade, celulite, flacidez, gastrite, edema, leucorreia, prolapsos, constipação intestinal, hemorroidas, náuseas, cefaleias fracas na região frontal, mucosidade, diabetes, dificuldade para racionalizar e tornar as coisas práticas, dificuldade em promover mudanças, carência afetiva e de vitaminas.

## *Pulmão (*fei*)*

### Governar o *qi* e a respiração e abrir-se no nariz

Os pulmões (*fei*) dirigem a respiração. Nas palavras de Maciocia (1996): "A troca e a renovação constantes do *qi* realizadas pelo pulmão (*fei*) asseguram o funcionamento adequado de todos os processos fisiológicos do organismo, os quais têm o *qi* como base". E acrescenta: "Por conta da sua função de extrair o *qi* do ar, o pulmão (*fei*) é o sistema *yin* mais externo: é a conexão entre o organismo e o mundo exterior".

O olfato também depende das funções dos pulmões (*fei*), e o nariz é a porta de entrada e saída para o oxigênio e o *qi*. Por isso, os pulmões (*fei*) possibilitam sentir os cheiros e coordenam o olfato. Eles também nutrem a pele e os pelos. Dessa maneira, os pulmões (*fei*) atuam como ministros da defesa, fazendo a conexão entre o meio interno e o externo; a energia de defesa (*wei qi*) se localiza sob a pele. Com a exposição a súbitas alterações climáticas, por exemplo, o frio invade a pele e, então, surgem o espirro e o resfriado, e o olfato é momentaneamente perdido. Os pulmões (*fei*) saudáveis fortalecem a pele e os pelos e aguçam o olfato.

### Controlar a dispersão e a descendência

Os pulmões (*fei*) mantêm a respiração com o auxílio do diafragma e dos músculos na região abdominal, a fim de promover a contração e a expansão; por isso, "esta função assegura que o *qi* seja distribuído igualmente por todo o organismo sob a pele, desempenhando a função de aquecer a pele e os músculos, protegendo o organismo contra os fatores patogênicos externos" (Maciocia, 1996).

### Regular a passagem das águas

"Os pulmões (*fei*) pulverizam os fluidos por toda a área sob a pele e direcionam os fluidos corpóreos para os rins e a bexiga" (Maciocia, 1996). O pulmão (*fei*) é um órgão que não gosta de secura e clama pela presença de fluidos, pois estes facilitam seu trabalho na regulação da via das águas.

### Controlar a pele e os pelos

Por difundir os fluidos corporais, os pulmões (*fei*) também são responsáveis por nutrir e umedecer a pele e os pelos, além de controlar a abertura e o fechamento dos poros. Dessa maneira, a ingestão de líquidos promove a saúde dos pulmões. O sabor picante faz bem aos pulmões (*fei*) congestionados e auxilia na eliminação de muco

"Os alimentos com sabor picante movem o *qi* e também produzem, com frequência, a transpiração, que é uma das formas de expulsão dos fatores patogênicos" (Mole, 2007). Entretanto, a transpiração excessiva pode enfraquecer o indivíduo e ressecar a pele.

## Abrigar a alma corpórea

*Po* é entendido como a alma corpórea, que reside nos pulmões (*fei*). "*Po* dá ao indivíduo a capacidade de movimento, agilidade, equilíbrio e coordenação motora" (Maciocia, 1996). Lorie Dechar (2006) acrescenta que *Po* "está relacionado ao sistema nervoso autônomo, às percepções sensoriais e aos receptores internos nas vísceras".

## Sinais de que os pulmões (*fei*) não estão bem

Doenças respiratórias, falta de ar, constipação intestinal crônica, alergias, pele seca, angústia e apego excessivo.

# *Rins* (shèn)

## Armazenar o *jing* e governar o nascimento, o crescimento, a reprodução e o desenvolvimento

Como mencionado anteriormente, os rins (*shèn*) armazenam o *jing*, a herança transmitida pelos pais, o que determina nossa força e longevidade. Sobre o declínio da energia dos rins (*shèn*) e o processo de envelhecimento, Peter Mole (2007) relata: "O envelhecimento é em parte um processo de desidratação, um sinal de que estamos enfraquecendo e perdendo nossos reservatórios de água".

Os rins (*shèn*) abrigam o portão da vitalidade (*ming men*): "A essência do rim proporciona o material básico tanto para o *yin* quanto para o *yang*" (Maciocia, 1996). Por isso, é necessário buscar o equilíbrio entre atividade (*yang*) e o descanso adequado (*yin*), uma vez que o excesso de um ou de outro não faz bem ao organismo. Para prolongar a vida, é preciso saber quando parar.

## Abrigar o medo e controlar os orifícios inferiores

A atitude de paralisar é vista nas situações de medo. Essa paralisação está relacionada às glândulas suprarrenais, que liberam hormônios, como a epinefrina e o cortisol, em momentos de estresse. Este é o momento em que a pessoa está pronta para se defender.

Paralisar é uma característica *yin*, por isso "o medo é uma contração *yin* oposta à expansão *yang* do amor" (Chia, 2011). Além disso, quando há medo, os orifícios inferiores fecham e por isso diz-se que os rins (*shèn*) também os controlam.

## Governar a medula, abastecer o cérebro e controlar os ossos

O conceito de medula (*sui*) entendido no âmbito da Medicina Tradicional Chinesa difere do conceito ocidental. "A medula (*sui*) é uma substância que é a matriz comum dos ossos, da medula óssea, do cérebro e da medula espinal. Assim, a essência do rim (*shèn*) produz a medula, que gera a medula espinal e abastece o cérebro" (Maciocia, 1996).

## Abrir-se nos ouvidos e manifestar-se nos cabelos

Os ouvidos dependem da nutrição dos rins (*shèn*) e do *jing* para seu funcionamento adequado, e os cabelos também dependem dessa mesma nutrição: "Se a essência estiver debilitada, o cabelo será fino e acinzentado" (Maciocia, 1996).

Os chineses atribuem aos rins (*shèn*) a função de nutrir os ossos, o cérebro, os dentes, a memória, os cabelos e a coluna vertebral. Ao nutrir o cérebro, os rins (*shèn*) comandam também a audição. Eles (*shèn*) são a base do *yin* e do *yang* geral do corpo e são abastecidos pelo *jing*. Por isso, com seu declínio, no final da vida, a audição piora e os cabelos enfraquecem e se tornam esbranquiçados.

## Abrigar a força de vontade

Os rins (*shèn*) abrigam a alma, chamada *zhi*, que confere força de vontade e coragem ao indivíduo, como confirma Mole (2007): "*Zhi* fornece às pessoas um sentido de movimento em direção ao seu destino, sem haver um processo muito consciente. Essa vontade despercebida é o resultado de um *qi* do rim saudável".

## Sinais de que os rins (*shèn*) não estão bem

Disfunções sexuais, disfunções endócrinas, senilidade, osteoporose, artrose, hipertensão, cálculos renais, fadiga crônica, lombalgia, nefrite, edemas, diabetes, prostatite, fraqueza na coluna, especialmente a lombar, infertilidade, transtornos urinários, sentimento de culpa, medo, pânico, perda da força de vontade e da libido.

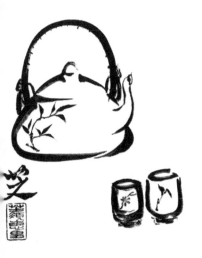

# Passo 3
# Entenda os Sinais

## Introdução

No Passo 2 – Conheça seu Corpo, foi abordada a importância de entender o funcionamento do corpo e, principalmente, as funções dos cinco órgãos que o nutrem, conforme a visão dos orientais. Quando um órgão não funciona bem, ele revela a desarmonia por meio de sintomas que, eventualmente, trazem desconforto e comprometem a saúde do indivíduo. Uma das maneiras de compreender os sintomas que o corpo revela diariamente é por meio da teoria dos Oito Princípios da Medicina Tradicional Chinesa.

## Os Oito Princípios

Os Oito Princípios (*ba gang*) são os primeiros passos para a identificação dos padrões de desequilíbrio da Medicina Tradicional Chinesa. A partir deles, é possível entender a natureza da doença e, inicialmente, escolher os alimentos adequados para a alimentação. Trata-se de um método de fácil entendimento e muito utilizado pelos profissionais de Medicina Tradicional Chinesa. São eles: *yin*, *yang*, superfície, interior, frio, calor, excesso e deficiência. Segundo Maciocia (1996), "nenhuma condição é tão complexa a ponto de estar fora do âmbito da identificação de acordo com os Oito Princípios".

Para facilitar o entendimento, este capítulo será apresentado em forma de perguntas e respostas, com exemplos da natureza da doença ou do desequilíbrio, bem como dos sinais e sintomas. É importante associar todas as informações relacionadas aos Oito Princípios, a fim de escolher os alimentos corretos para o tratamento. Na Medicina Tradicional Chinesa, as etapas de identificação podem ser separadas, mas o início do tratamento deve envolver o todo, para não prejudicar o restante. Portanto, os alimentos devem ser escolhidos conforme seus princípios energéticos, após a identificação do tipo da doença, sua natureza, sua localização, a região comprometida e se é eventual ou crônica. Aos poucos, esse processo se torna bastante evidente.

# Qual é o tipo de doença: *yin* ou *yang*?

As doenças podem ser classificadas como *yin* ou *yang*, mas precisam ser entendidas em sua totalidade. Quando o indivíduo está forte e saudável, não há desequilíbrio significativo entre *yin* e *yang*. Em equilíbrio, o indivíduo não apresenta sintomas ou queixas sobre sua saúde, porém, quanto mais desequilibradas estão suas polaridades, mais próximo ele está da doença.

Quando o *yin* diminui no organismo, surgem as doenças de natureza *yang*. O *yin* representa a estrutura, os fluidos corpóreos, a nutrição, o resfriamento e tudo de consistência sólida. Na falta do *yin*, o calor predomina. Na velhice, por exemplo, é comum o *yin* diminuir e as estruturas enfraquecerem, como declínio natural da saúde e da vitalidade do indivíduo. Com a perda da nutrição e dos fluidos, o calor predomina e seca as substâncias fundamentais, impedindo sua devida nutrição, por isso as artroses (processo degenerativo da cartilagem das articulações) são comuns nessa fase da vida, pois falta *yin* (nutrientes e minerais) para nutrir as estruturas, acarretando também debilidade óssea e cognitiva.

Quando o *yang* diminui no organismo, surgem as doenças de frio, chamadas de natureza *yin*. O *yang* caracteriza as funções, o calor e todas as atividades metabólicas. Na infância, o *yang* é abundante, por isso as crianças são ativas. Quando falta *yang*, porém, o frio predomina e o metabolismo se torna lento – esta é a origem da obesidade, por exemplo, pois onde não há transformação, o acúmulo predomina.

## Características de cada doença

**Doenças de natureza *yang*.** Apresentam aspecto quente, ardência e aparência avermelhada. Podem se intensificar rapidamente ou surgir de maneira súbita.

**Doenças de natureza *yin*.** Apresentam aspecto frio e pálido ou azulado. Elas lentificam o organismo e atrasam as atividades metabólicas. Surgem lentamente e podem ser crônicas e de difícil tratamento.

> Em doenças de natureza *yin*, o consumo de alimentos mornos deve ser incentivado, para criar calor no organismo e potencializar as transformações. Em doenças de natureza *yang*, o consumo de alimentos crus é sugerido para refrescar e hidratar o organismo. A atuação de *yin* e *yang* como complementares em sua natureza é aplicada constantemente na dietoterapia chinesa para restabelecer o equilíbrio.

# Onde se localiza a doença: na superfície ou nas profundezas?

Quando a doença está na superfície, ela fica localizada no nível da pele, dos músculos, tendões ou articulações. Esse é o caso das doenças de caráter agudo, de curta duração, como febres, resfriados e alguns tipos de alergias, dores e lesões.

As doenças superficiais são acompanhadas de agentes patogênicos, oriundos de condições climáticas, como frio, calor ou vento, que penetram na pele e se instalam na

# Passo 3 ❖ Entenda os Sinais    23

superfície, mas não chegam a acometer o funcionamento dos órgãos internos. Entretanto, se essa condição não for rapidamente tratada, ela pode se aprofundar e tornar-se uma condição de doença crônica. Por exemplo, um indivíduo sai para trabalhar e não leva o guarda-chuva; o clima esfria, chove e ele chega em casa com a roupa molhada da chuva. No dia seguinte, acorda com dores no corpo e espirrando com frequência. O vento e o frio penetraram e estão na camada entre a pele e os músculos, e o organismo tenta se defender por meio de febre ou calafrios.

Segundo o pensamento da Medicina Tradicional Chinesa, enquanto a doença está na superfície, ela deve ser tratada nesse local. Assim, fortalecer o organismo com alimentos nutritivos ou medicamentos não contribui para expelir o fator patogênico que está na superfície, e os tratamentos devem ser diferenciados, empregando-se a diaforese. Essa técnica consiste em provocar a abertura dos poros e induzir o indivíduo à transpiração, o que os chineses chamam de "libertar o exterior". Em geral, isso é feito por meio do uso de fórmulas magistrais da fitoterapia chinesa. Entretanto, também é possível fazer em casa, a partir de dicas simples:

- Quando a doença se localiza na superfície e está acompanhada de agentes patogênicos, como vento (friagem comum) ou frio (quando o corpo se resfria), os alimentos indicados são os de natureza quente e, de preferência, de sabor picante, como o anis, o alho, as pimentas e o gengibre, pois estimulam a sudorese e ajudam a expelir os agentes patogênicos através da pele
- Deve-se dar preferência ao consumo de sopas, que são de fácil digestão. Quando a doença está na superfície, o indivíduo precisa transpirar, e a força de defesa precisa estar no nível da pele. Logo, ele não deve gastar energia comendo muito, esforçando-se ou trabalhando demais, o que lhe tiraria a força de defesa. Por isso, qualquer condição de resfriado ou gripe exige repouso adequado
- Após o consumo de alimentos quentes, à noite, o indivíduo deve deitar-se na cama com muitos cobertores, até que a transpiração inicie, dormir e descansar até o dia seguinte
- Chás e sopas com alimentos de natureza quente devem ser consumidos ao longo dos dias, tão logo a condição se instale.

Para a prevenção de resfriados, é possível fazer escalda-pés quente para levar calor ao organismo. Para o preparo do escalda-pés, deve-se fazer um chá com gengibre seco (em pó ou pedaços) e despejá-lo em uma bacia (de madeira ou de plástico), completando boa parte com água. A quantidade deve ser suficiente para mergulhar os pés até a altura do tornozelo, e a temperatura deve estar morna. Os pés devem ficar imersos por 15 min.

O escalda-pés ajudará a levar o calor, através da circulação, até a cabeça e os membros, melhorando as condições de frio. Em seguida, o indivíduo deve secar os pés com uma toalha limpa, colocar meias e se deitar. Essa técnica mantém o corpo aquecido no inverno e o fortalece em condições de frio.

Quando a doença se localiza na superfície e está acompanhada de calor, com coceira, tosse aguda, inquietação ou infecção, ela pode ter várias causas. Nessas condições, é preciso investigar. Condições de calor na superfície, que são leves, estão relacionadas a agentes patogênicos que podem ser relativos a fatores climáticos, alimentação inadequada ou mesmo vírus, bactérias e fungos. Entretanto, muitas condições de calor na superfície são oriundas de condições internas relacionadas ao mau funcionamento dos órgãos e também a fatores emocionais. Isso será explicado adiante, no Passo 5 – Equilibre sua Constituição, que abordará as condições de deficiência e excesso.

Quando a doença está localizada no interior, ela atinge e acomete as funções dos órgãos, dos tecidos, do sangue e até mesmo dos ossos. Nesse caso, é necessário harmonizar o interior para que a doença não evolua.

As doenças localizadas na superfície, quando não tratadas, podem evoluir e se aprofundar até atingir os órgãos internos. Da mesma maneira, as doenças localizadas no interior podem emergir para a superfície, acometendo a pele, como o herpes-zóster ou a acne (Figura 3.1).

## Qual é a natureza da doença: frio ou calor?

Os sintomas de calor refletem "um aumento da atividade funcional do organismo" (Auteroche, 1992) e, quando estão no interior, sente-se sede e a face, a língua e a pele ficam avermelhadas. A urina tende a ser escassa e acompanhada de cheiro forte, pois o calor tende a secar os fluidos corporais, diminuindo a hidratação, a lubrificação e a excreção. O calor também tende a subir, podendo agitar a mente, perturbar a consciência, oprimir o peito e aumentar a fala e a transpiração.

Os sintomas de frio refletem a diminuição das atividades do organismo. Há ausência de sede e a face, a língua e a pele tornam-se pálidas ou, em casos mais avançados, de coloração azulada. A urina tende a ser abundante, clara e sem cheiro. Há, sobretudo, contração muscular, desejo de se recolher e aversão ao frio.

A natureza da doença, seja por frio, seja por calor, deve ser analisada quanto ao aspecto de deficiência ou excesso, conforme explicado a seguir. É importante notar se os sintomas de frio ou de calor são constantes ou eventuais. Quando são frequentes,

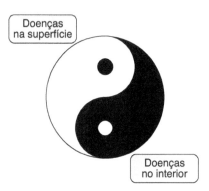

Figura 3.1 *Tai ji* e o movimento das doenças entre a superfície e o interior.

Passo 3 ❖ Entenda os Sinais 25

designam quadros de deficiência que acarretam sensações constantes de frio ou de calor. Quando são eventuais, surgem em regiões específicas do corpo, por curtos períodos, e melhoram com tratamentos específicos para condições de excesso.

## Qual é a condição da doença: deficiência ou excesso?

Os quadros de deficiência são caracterizados por fraqueza, que pode envolver diretamente a função ou a estrutura dos órgãos internos. De modo geral, as deficiências podem ser de *yang* ou de *yin*; por isso, doenças em estados de deficiência já estão na profundidade, envolvendo órgãos internos, substâncias fundamentais, vísceras e estruturas. A deficiência também pode estar relacionada a qualquer substância fundamental (*yin*, *yang*, *qi*, *xue*, *jin ye* ou *jing*) e acomete a fisiologia e a anatomia de um ou mais órgãos internos (*zang fu*), comprometendo a saúde do indivíduo.

Os estados de deficiência podem ter várias causas:

* Alimentação inadequada ou desnutrição
* Emoções destrutivas vivenciadas constantemente
* Insuficiência congênita ou hereditariedade
* Agravos e internalização de condições de excesso
* Estilo de vida inadequado, que sobrecarrega as funções dos órgãos internos.

Quando há deficiência de *yang*, as funções estão diminuídas e há lentidão na circulação e no metabolismo, dando espaço para sensações constantes de frio e propensão a acúmulos, como muco e edema. Quando há deficiência de *yin*, as estruturas estão enfraquecidas, falta nutrição (em algum nível) e os órgãos precisam trabalhar mais para realizar suas atividades e consomem as substâncias fundamentais. Isso gera sensações constantes de calor, provocando transpiração e inquietação.

Segundo a Medicina Tradicional Chinesa, todas as pessoas apresentam algum nível de deficiência, de *yin* ou de *yang*, o que caracteriza a constituição física e emocional dos indivíduos. As orientações e recomendações para melhorar as condições de deficiência serão explicadas com detalhes no Passo 5 – Equilibre sua Constituição.

Já nas condições de excesso, os sinais são eventuais. O excesso, como o nome diz, é algo a mais que compromete a saúde do indivíduo, a qual depende do equilíbrio, e não do excesso. Por isso, tanto a hiper quanto a hipofunção dos órgãos são prejudiciais.

As condições de excesso estão sempre relacionadas a fatores patogênicos e podem ter duas causas:

* Agentes patogênicos originários de condições externas: são agentes patogênicos oriundos de condições climáticas, como frio (*biao han*), calor (*biao re*), vento (*biao feng*), secura ou calor de verão, e surgem quando o indivíduo se submete excessivamente e sem proteção a tais condições. Os sintomas de excesso oriundos de fatores climáticos são sentidos na superfície, ou seja, no nível da pele ou dos músculos, e estão descritos na Tabela 3.1. Deve-se observar que a localização muda conforme a origem do agente patogênico: externa ou interna
* Agentes patogênicos originários de condições internas: são agentes patogênicos causados por acúmulos, resíduos que não foram eliminados nem transformados

# 26 Saúde e Longevidade na Mesa

pelo organismo, como mucosidade (*tan yin*) e umidade (*shi*), ou formados por diversas causas, como calor interno (*li re*), frio interno (*li han*) e estase de sangue. Podem ter origem na alimentação inadequada que gerou resíduos e toxinas, na medicação, no contato com substâncias tóxicas ou na deficiência dos órgãos internos envolvendo emoções nocivas, que prejudicam sua função natural quando vivenciadas por longos períodos. Os sintomas de excesso oriundos de acúmulos são sentidos no interior do organismo e, em geral, comprometem o funcionamento das vísceras, como a bexiga, a vesícula biliar, os intestinos grosso e delgado e o útero. As condições de excesso por agentes patogênicos internos e seus respectivos sinais estão descritos na Tabela 3.2.

Tabela 3.1 Sinais das condições de excesso por agente patogênico externo.

| Excesso | Sinais do agente patogênico externo* |
|---|---|
| Calor externo | Região quente, cheiro forte, erupções cutâneas, sensação de queimação e ardência, vermelhidão, dor intensa |
| Frio externo | Região fria, sem cheiro, contração muscular, aparência azulada ou pálida, dor surda |
| Secura externa | Pele seca com rachaduras ou escamação |
| Umidade externa | Inchaço, sensação de peso e dor leve |
| Vento externo | Dores migratórias de origem súbita, coceira |

* Todas essas condições podem acompanhar vento externo (*biao feng*) com dores migratórias e de surgimento repentino.

Tabela 3.2 Sinais das condições de excesso por agente patogênico interno.

| Excesso | Sinais do agente patogênico interno* |
|---|---|
| Calor interno | Sensação de calor, urina escassa, cheiro forte, transpiração excessiva ou noturna. Sensação de queimação no interior, maçãs do rosto avermelhadas |
| Frio interno | Sensação de frio, urina abundante, clara e sem cheiro, contração muscular, face pálida, lassitude, lábios cianóticos |
| Secura interna | Pele, boca e cabelos secos, desidratação, desnutrição, constipação intestinal com fezes secas |
| Umidade interna | Inchaço e sensação de peso, presença de massas, tumores, furúnculos ou carbúnculos, diarreia e fezes amolecidas, sem cheiro |

* A condição de vento interno não foi incluída por se tratar de uma síndrome específica do desequilíbrio das funções do fígado. Para acalmar as condições de vento interno, é necessário tonificar o *yin* com fitoterapia chinesa e dar preferência a uma alimentação com alimentos frescos e refrescantes, evitando alimentos de natureza quente.

Os quadros de excesso normalmente se apresentam em caráter agudo e são rapidamente percebidos pelos indivíduos, que costumam sentir incômodo, dor ou mal-estar. No entanto, pode acontecer de as condições de excesso se instalarem lentamente no organismo, agravando doenças já instaladas, como é o caso do colesterol ruim em condições de obesidade. O colesterol ruim é uma condição de umidade (*shi*) e pode se instalar na parede dos vasos sanguíneos, desencadeando arteriosclerose.

Desse modo, toda condição de excesso deve ser eliminada o quanto antes, seja por meio de alimentos, fitoterapia, ações específicas ou, se necessário, uso de medicamentos. As condições de excesso e deficiência podem ser identificadas sobretudo na língua, o que será explicado no Passo 4 – Remova os Excessos.

É importante ressaltar que os tratamentos das condições de excesso e de deficiência são profundamente diferentes na visão da Medicina Tradicional Chinesa. As condições de excesso priorizam a remoção dos agentes patogênicos, sejam de origem externa ou interna, e as condições de deficiência visam ao fortalecimento do indivíduo ou mesmo do órgão e da estrutura afetada. É muito comum que as condições sejam mistas, especialmente nas doenças crônicas. Nesse caso, o indivíduo deve passar por uma fase de remoção dos agentes patogênicos, com alimentação desintoxicante por pelo menos 1 semana, e, posteriormente, consumir alimentos para o fortalecimento dos órgãos internos. Além disso, os sinais e sintomas devem ser observados diariamente – antes, durante e depois do tratamento.

Pela dietoterapia chinesa, qualquer condição de excesso deve ser expelida antes de a constituição ser fortalecida. Os excessos sempre revelam a presença de agentes patogênicos, que podem ser de frio, calor, secura ou umidade. Naturalmente, as condições de excesso oriundas de fatores climáticos, como frio, calor e vento, localizam-se na superfície (pele ou músculos) e não respondem diretamente ao tratamento por dietoterapia chinesa. Nessas condições, a acupuntura, a moxabustão, a ventosa e a massagem *tui na* devem ser utilizadas, pois promovem resultados efetivos.

A propósito, o vento (*feng*) também é uma condição de excesso; entretanto, é um excesso que sempre acompanha algum dos demais agentes patogênicos, como calor, frio, umidade ou secura.

> Em condições de *vento externo*, como torcicolos e contraturas musculares por hiperexposição à friagem, é importante escolher alimentos picantes e mornos, como o gengibre e o alho, para impulsionar a circulação e mobilizar o vento instalado abaixo da pele. Entretanto, trata-se de uma condição em que outras técnicas da Medicina Tradicional Chinesa devem ser empregadas. Em condições de vento externo acompanhado de calor, como herpes, dermatites ou alergias, é importante escolher alimentos crus e frescos, como o rabanete e o pepino, para dispersar o calor, e evitar alimentos quentes, para não agravar tais casos.

O tratamento por dietoterapia chinesa para condições de excesso oriundas de agentes patogênicos internos está descrito na Tabela 3.3. A lista referente à natureza dos alimentos pode ser consultada no Passo 5 – Equilibre sua Constituição.

Tabela 3.3 **Dietoterapia chinesa para condições de excesso oriundas de agentes patogênicos internos.**

| Dietoterapia chinesa | Excesso de calor | Excesso de frio | Excesso de secura | Excesso de umidade |
|---|---|---|---|---|
| Alimentos quentes | Suspensos | Frequentemente | Suspensos | Frequentemente |
| Alimentos mornos | Moderadamente | Diariamente | Moderadamente | Diariamente |
| Alimentos refrescantes | Diariamente | Moderadamente | Diariamente | Moderadamente |
| Alimentos frios | Frequentemente | Suspensos | Frequentemente | Suspensos |

Antes de seguir a dietoterapia, não se deve esquecer de que:

- O alimento suspenso, em condições de excesso, pode voltar ao cardápio depois que o fator patogênico for eliminado
- O alimento para consumo moderado pode ser ingerido quinzenal ou mensalmente
- O alimento para consumo diário deve ser ingerido no almoço e/ou no jantar
- O alimento para consumo frequente deve ser consumido quase todos os dias da semana
- O alimento para consumo semanal deve ser ingerido até 1 vez/semana.

Os Oito Princípios, portanto, mostram o passo a passo para o entendimento da doença ou do desequilíbrio que compromete a saúde de todos os seres humanos.

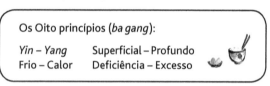

Os Oito princípios (*ba gang*):

*Yin – Yang*         Superficial – Profundo
Frio – Calor         Deficiência – Excesso

Assim, devem-se analisar os sintomas apresentados, diferenciando-os dentro dos Oito Princípios. Ao responder às quatro perguntas feitas no decorrer deste capítulo, devem-se anotar as respostas em uma folha de papel. Com as informações em mãos, o próximo passo é relacionar o sintoma ao funcionamento do órgão. Por exemplo, sabe-se que o fígado nutre os olhos e proporciona a visão. O surgimento de terçol em um dos olhos é repentino (*yang*) e gera coceira (calor), e o cuidado deve ser redobrado, pois o terçol pode se espalhar para o outro olho (vento). Dessa maneira, existe uma condição aguda de vento e calor no olho. Trata-se de uma condição repentina (excesso). Ao saber que o fígado rege os olhos, deve-se escolher alimentos que removam o calor e o vento (alimentos refrescantes) e que, sobretudo, atuem no fígado, como espinafre, limão, brócolis e aspargos. O aumento no consumo desses alimentos refrescará o calor presente no fígado e nos olhos, melhorando o terçol.

Enfim, deve-se associar os conhecimentos, o que possibilitará identificar a constituição natural a fim de escolher e diferenciar os melhores alimentos para a saúde no dia a dia.

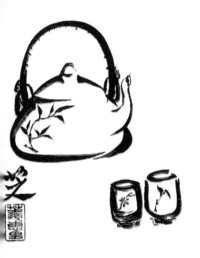

# Passo 4
# Remova os Excessos

## Introdução

Antes de iniciar a leitura deste capítulo, é interessante fazer uma pergunta: você já tentou preparar uma refeição com a cozinha bagunçada? Ou melhor, já tentou comer de barriga cheia? É difícil. Por isso, antes de fortalecer a constituição, é preciso remover os excessos, ou seja, gorduras, toxinas, metais pesados e todas as substâncias que impedem a fluidez do organismo. Em acupuntura e *tui na*, esse processo é bastante comum e na dietoterapia chinesa não é diferente. Segundo Pitchford (1993), "em condições de excesso há uma hiperfunção causada por bloqueios nas artérias, nos meridianos e em outros sistemas".

O excesso desgasta o indivíduo, dificulta o metabolismo e faz seu corpo perder saúde. Desse modo, ele é identificado como um agente patogênico, de origem interna ou externa, que causa acúmulo de frio, calor, fluidos ou resíduos, às vezes também chamados de toxinas, podendo se instalar na superfície ou no interior do indivíduo. Assim, o excesso é um acúmulo que impede o funcionamento adequado do organismo, podendo ser gordura, muco, cálculo, nódulo, cisto, massa, tumor e até carcinoma.

## Condições de excesso

### *Agentes patogênicos externos*

Os agentes patogênicos externos são oriundos de condições climáticas, como frio, calor, vento ou secura e calor de verão, que surgem quando o indivíduo se submete excessivamente e sem proteção a essas condições. Os sintomas de excesso oriundos de fatores climáticos inicialmente são sentidos na superfície, ou seja, no nível da pele, dos músculos e das articulações. Quando se agravam ou não são tratados, esses sintomas atingem o interior do organismo e comprometem as funções dos órgãos internos.

# 30 Saúde e Longevidade na Mesa

Por exemplo, passear ou se instalar em regiões extremamente frias pode promover a invasão de frio e provocar contratura muscular, cólica menstrual ou dor lombar. Sair de casa sem agasalho e tomar chuva pode ocasionar um resfriado. A exposição à radiação intensa pode lesionar e irritar a pele, provocando calor externo, em forma de queimaduras ou alergias.

## Agentes patogênicos internos

Os agentes patogênicos internos têm origem em resíduos oriundos de alimentação, medicação, substâncias tóxicas ou deficiência dos órgãos internos. São resíduos que não foram eliminados nem transformados pelo organismo, como mucosidade (*tan yin*) e umidade (*shi*), ou acumulados, como calor interno (*li re*), frio interno (*li han*) e estase de sangue. Os sinais de excesso oriundos de acúmulos são sentidos no interior do organismo e geralmente comprometem o funcionamento das vísceras, como a bexiga, a vesícula biliar, os intestinos grosso e delgado e o útero, causando, por exemplo, leucorreia, cistos, miomas e nódulos, que podem surgir em todo o corpo.

As condições de excesso por agentes patogênicos internos e seus respectivos sinais também estão descritos no Passo 3 – Entenda os Sinais.

No geral, os quadros de excesso são rapidamente percebidos, por causarem incômodo, dor ou mal-estar, tornando esses sintomas de característica *yang*.

Outros métodos de diagnóstico que podem auxiliar a avaliação das condições de excesso são as análises de língua, pulso, urina e fezes, que fazem parte dos Quatro Métodos de Diagnose e são etapas importantes da Medicina Tradicional Chinesa.

Kaptchuk (2000) afirma que "os quatro métodos de diagnose são ver, ouvir, cheirar, perguntar e tocar o paciente". Observa-se que são cinco, e não quatro, as atividades; entretanto, as palavras "cheirar" e "ouvir", no chinês, têm o mesmo sentido e, por isso, essas atividades são consideradas como apenas uma.

Em resumo, o método consiste em: inspecionar, observando a fisionomia do paciente; interrogar, perguntando sobre a sua saúde; examinar, por palpação das regiões de dor ou dos pontos de acupuntura nos pés, nas mãos e no abdome; e observar seu cheiro e sua voz.

Para facilitar o entendimento, as análises serão apresentadas de modo simplificado, de maneira que, com as informações obtidas, o leitor observe os sinais de seu corpo frequentemente, como forma de autocuidado, que é o melhor recurso para a promoção da saúde.

## Inspeção

Na inspeção, observar a fisionomia do paciente é essencial, pois o *shén* se revela na face. Quando esta está sem brilho ou presença, a mente do indivíduo pode estar alterada ou em desequilíbrio e deve ser investigada. Também é importante considerar as cores, pois a face avermelhada demonstra a presença de calor e grande atividade interna; já a face pálida pode indicar fraqueza e deficiência.

Parte da inspeção também é dedicada à língua, que apresenta informações sobre o funcionamento do organismo e o estado de saúde do indivíduo.

## Língua

A avaliação da língua é importante para a diagnose oriental, pois pode revelar aspectos da saúde dos órgãos internos, dos fluidos corporais e das condições de excesso.

A língua em estado saudável e normal deve ser levemente úmida, não apresentar ulcerações e fissuras profundas e ter cor vermelha clara e saburra (revestimento lingual oriundo do estômago) fina e branca, a ponto de a cor da língua ser visível.

Na língua geralmente se observam as condições crônicas, enquanto no pulso se encontram as agudas. Nesse sentido, a língua revela condições internas da saúde do indivíduo (Tabela 4.1), sendo que:

- O corpo da língua revela a condição de um ou mais órgãos internos
- A coloração da língua revela a condição do sangue
- A umidade da língua revela a condição dos fluidos corporais
- A saburra revela a condição dos fatores patogênicos, que impedem o fluxo de *qi* e de sangue para a fluidez do organismo.

Dessa maneira, enquanto o corpo, a coloração e a umidade da língua revelam o caráter da deficiência (*yin* ou *yang*), a saburra revela a presença ou ausência de fatores patogênicos em condições de excesso. Segundo Maciocia (2003), "quanto mais espessa a saburra, mais forte o fator patogênico. É um padrão de excesso".

A saburra pode ser observada e diferenciada nas condições de frio, secura, calor e umidade, como mostra a Tabela 4.2.

A língua também pode apresentar coloração arroxeada ou acinzentada. Nesses casos, é importante observar de perto essas condições e averiguá-las de maneira profunda. O uso de antibióticos e corticosteroides pode modificar a coloração da língua. Quando não há uso desses medicamentos e a língua ainda apresenta tais colorações, os significados são:

- Coloração roxa: estase de sangue. A circulação não está fluindo de maneira adequada. O indivíduo pode apresentar deficiência nas funções de fígado, coração ou rins e dores frequentes, como fibromialgia
- Coloração cinza ou negra: deficiência grave nas funções renais, caracterizando profunda debilidade no indivíduo.

**Tabela 4.1 Condições e respectivas características da língua.**

| Condição | Corpo | Cor | Umidade | Saburra |
|---|---|---|---|---|
| Deficiência de *yin* | Fino | Avermelhada | Seca | Ausente |
| Deficiência de *yang* | Inchado | Pálida | Muito úmida | Presente |
| Calor | – | – | Seca | Espessa e amarela |
| Frio | – | – | Úmida | Espessa e branca |
| Umidade | – | – | Muito úmida | Espessa e gordurosa |
| Secura | – | – | Seca | Ausente |

## 32  Saúde e Longevidade na Mesa

Tabela 4.2 Características da saburra de acordo com as condições de frio, calor e umidade.

| Língua | Calor | Frio | Umidade | Secura |
|---|---|---|---|---|
| Saburra (revestimento lingual) | Revestimento espesso e amarelado, que pode ser verde, em condições de calor tóxico, e ter gosto amargo | Revestimento espesso e esbranquiçado acompanhado de ausência de sede | Revestimento espesso, podendo ser branco ou amarelado e ter aspecto gorduroso | Ausência de revestimento |

Essas condições prenunciam um mau prognóstico, que deve ser tratado imediatamente. Quando a debilidade do indivíduo for muito grande, será inútil observar a condição da saburra, devendo-se atentar principalmente ao corpo e à cor da língua. Nesse caso, não há necessidade de alimentos para a remoção de agentes patogênicos, e a nutrição deve estar voltada para o fortalecimento das deficiências, por meio de alimentos nutritivos e de fácil digestão, como ensopados, raízes e leguminosas bem cozidas.

Ainda assim, a língua pode não apresentar a condição completa para a diagnose; portanto, as informações obtidas devem ser associadas às demais análises, como pulso, urina e fezes.

## Auscultação

As informações acerca do cheiro e da voz também se relacionam com as condições de frio e calor. O cheiro forte indica a presença de calor, ao passo que a ausência de cheiro indica condições de frio. Da mesma maneira, indivíduos com presença de calor interno apresentam voz alta, enquanto indivíduos com presença de frio revelam voz baixa, tímida ou enfraquecida.

## Palpação

As informações sobre a palpação são variadas e extensas. De modo geral, é importante observar a região doente por meio do toque. As regiões frias indicam acúmulo e má circulação, podendo haver contração e dor surda; e as regiões quentes indicam calor e podem acompanhar processos inflamatórios e dores que pioram com o toque.

## Pulso

Uma parte importante e muito significativa da anamnese oriental é a análise do pulso, que revela as condições de saúde do indivíduo no momento.

A diagnose do pulso é bastante complexa, mesmo para profissionais da Medicina Tradicional Chinesa, pois há diversos tipos de pulso e eles trazem várias informações que não cabem na proposta deste livro. O mais importante, contudo, é diferenciar entre pulso cheio (excesso) e vazio (deficiência), além dos batimentos por minuto (bpm), que indicam a presença de frio ou de calor.

A região do pulso deve ser analisada como demonstrado na Figura 4.1, nas três posições, utilizando os dedos indicador, médio e anelar, sempre na altura do rádio (osso do antebraço). A proposta é contar a quantidade de batimentos por minuto e enquadrá-los na diagnose, para diferenciar a presença de frio e de calor (Tabela 4.3).

Quando há condições de frio, os batimentos são lentos, pois o frio lentifica os processos orgânicos (condição de bradicardia), ao passo que a presença de calor os impulsiona (condição de taquicardia). É importante diferenciar os momentos para análise do pulso. Ao realizar uma atividade física, os batimentos cardíacos aumentam e ultrapassam 90 bpm, o que é saudável naquele momento. Da mesma maneira, ao dormir, é natural que os batimentos cheguem a 40 bpm, pois o sono é um momento de tranquilidade máxima. Entretanto, a variação extrema, de modo constante e fora dessas circunstâncias, prenuncia a presença de fatores patogênicos no interior.

Outro aspecto que pode ser observado é se o pulso é facilmente sentido ao toque, como uma "bola cheia", ou se é imperceptível, necessitando ser percebido com um toque profundo. O pulso cheio indica condição de agente patogênico, podendo demonstrar presença de vento frio (cheio e lento), vento calor (cheio e rápido), umidade (cheio e mole) e umidade calor (cheio, mole e rápido). O pulso vazio indica condição de deficiência nas funções orgânicas.

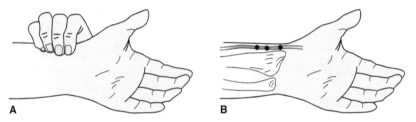

**Figura 4.1 A.** Análise do pulso com os dedos. **B.** Pontos que cada dedo deve pressionar para a correta análise do pulso.

Tabela 4.3 Índice de batimentos por minuto para homens e mulheres e sua relação com as condições de frio e calor.

| Condições | Homem | Mulher |
| --- | --- | --- |
| Normal | 60 a 85 bpm | 65 a 90 bpm |
| Frio | Abaixo de 50 bpm | Abaixo de 60 bpm |
| Calor | Acima de 90 bpm | Acima de 90 bpm |

## *Interrogação*

O interrogatório em Medicina Tradicional Chinesa é muito vasto, sendo importante identificar todos os sintomas e enquadrá-los entre os Oito Princípios. Além disso, deve-se questionar a rotina, como os horários de alimentação, descanso e sono, as emoções predominantes naquele período e a presença ou ausência de sede, apetite e transpiração, além de identificar a natureza e a localização das dores, os órgãos dos sentidos, o ciclo menstrual e compreender cada indivíduo de modo único.

## Urina

A urina é um líquido que faz parte dos fluidos corporais, secretada pelos rins e armazenada na bexiga. Em seu caráter normal, a urina é transparente e sem cheiro, e a mudança em suas características indica alterações no interior do organismo (Tabela 4.4).

Tabela 4.4 Alterações na urina e suas respectivas características.

| Urina | Calor | Frio | Umidade |
|---|---|---|---|
| Cor | Amarelada | Esbranquiçada | Turva |
| Cheiro | Forte | Ausente | Leve |
| Quantidade | Escassa, podendo acompanhar ardência | Abundante | Variável, podendo acompanhar leucorreia, bactérias ou candidíase |

## Fezes

As fezes são formadas por resíduos de alimentos não digeridos. Na avaliação, é importante observar formato, hidratação, coloração e cheiro, bem como a facilidade ou a dificuldade em evacuar (Tabela 4.5). As fezes normais têm coloração marrom, são hidratadas, firmes e compridas, não requerem grande esforço para a evacuação e não têm cheiro forte. O ideal é que os indivíduos evacuem ao menos 2 vezes/dia. Qualquer dificuldade para evacuar diariamente refere-se a uma condição de deficiência, podendo ser funcional (*yang*) ou estrutural (*yin*).

Na deficiência de *yang*, a dificuldade de evacuar refere-se à falta de força e energia para impulsionar os movimentos peristálticos, para que as fezes possam ser expelidas. Nesse caso, a constipação intestinal melhora com o consumo de vegetais verdes e alimentos mornos, que mobilizam a flora intestinal, e com a prática diária de exercícios físicos.

Na deficiência de *yin*, a hiperatividade do organismo produz calor, ressecando as fezes e acometendo os movimentos peristálticos. Nesse caso, é comum que as fezes fiquem retidas por mais tempo e a constipação intestinal seja crônica. O consumo de iogurtes com lactobacilos vivos favorece a evacuação, que também pode ser melhorada com a ingestão frequente de cápsulas de espirulina e o consumo de sementes e vegetais verdes e crus.

Tabela 4.5 Características das fezes de acordo com as condições de calor, frio e umidade.

| Condição | Formato | Hidratação | Cor | Cheiro |
|---|---|---|---|---|
| Calor | Bolinhas ou pedaços | Secas | Escuras | Forte |
| Frio | Amolecidas | Levemente hidratadas | Marrom | Fraco |
| Umidade | Sem formato | Muito hidratadas | Marrom | Variável |

Ao somar as informações acerca dos Oito Princípios, é possível identificar quando há excesso ou deficiência de *yin* ou *yang*, podendo-se confirmar as informações por meio dos quatro métodos de diagnóstico apresentados neste capítulo. Nos casos de excesso, é importante que eles sejam removidos primeiramente, para que a saúde seja recuperada. Em casos de deficiência, a saúde deve ser fortalecida, respeitando a constituição do indivíduo.

## Diferenciar para tratar

Toda condição de excesso deve ser eliminada o quanto antes, e as técnicas empregadas pela Medicina Tradicional Chinesa são a *diaforese* e a *purgação* (Tabela 4.6).

A diaforese é a técnica de indução da sudorese por meio de alimentos e ervas picantes que provocam a abertura dos poros. Ela é empregada quando o agente patogênico está no nível da pele e dos músculos, como em resfriados, gripes, eczemas e erupções cutâneas.

A purgação é a técnica de indução da evacuação por meio de alimentos amargos, que têm o objetivo de concentrar e eliminar as toxinas que estão no interior do organismo, levando-as para fora por meio das fezes. Essa técnica é a ideal para processos de desintoxicação, seja para limpeza do organismo e perda de peso, seja para eliminação de parasitas.

Ambas as técnicas podem ser aplicadas por meio do consumo de alimentos apropriados, mas devem ser empregadas conforme a característica do excesso.

Os alimentos de sabor picante são mais bem aproveitados em forma de chá, pois a temperatura quente acelera a sudorese. São eles: alho, anis, gengibre, cebola, cebolinha, cardamomo, pimenta-do-reino e pimenta-branca. Os alimentos de sabor amargo devem ser consumidos crus ou em forma de sucos ou chás, para promover o efeito de desintoxicação e eliminação. São eles: dente-de-leão, camomila, chá-verde, chá de *honeysuckle*, figo, cogumelo, morango, maçã, aspargo, amaranto, quinoa, linhaça e aveia.

Tanto a diaforese quanto a purgação são técnicas que devem ser empregadas com cuidado, pois podem enfraquecer o indivíduo se utilizadas diariamente. Os tratamentos para condições de excesso e deficiência são profundamente diferentes na visão da Medicina Tradicional Chinesa. As condições de excesso priorizam a remoção

Tabela 4.6 **Tipos de excessos e tratamentos indicados.**

| Excesso (agente patogênico) | Técnica de tratamento | Dietoterapia |
| --- | --- | --- |
| Na superfície, no nível da pele, dos músculos, dos tendões ou das articulações | Diaforese: eliminação pela transpiração | Sabor picante: provoca a abertura dos poros e induz a transpiração, eliminando o agente patogênico |
| No interior, no nível dos órgãos internos, do sangue, dos ossos ou dos tecidos | Purgação: eliminação pelas fezes | Sabor amargo: age do centro para fora e induz a eliminação do agente patogênico pelas fezes |

dos agentes patogênicos, sejam eles de origem externa ou interna, e as condições de deficiência visam ao fortalecimento do indivíduo ou do órgão e da estrutura afetada. A dietoterapia chinesa trata as duas condições, e outras técnicas da Medicina Tradicional Chinesa, como acupuntura, *tui na* e moxabustão, também podem ser empregadas, acelerando a melhora e promovendo resultados efetivos.

É muito comum as condições serem mistas, especialmente nas doenças crônicas. Nesse caso, sugere-se que o indivíduo remova inicialmente os agentes patogênicos por meio da alimentação (com a técnica apropriada) e observe a melhora do quadro. Em geral, os sinais de natureza *yang* (calor e vento) somem rapidamente e os sinais de natureza *yin* (umidade e frio) levam mais tempo para ser eliminados.

É importante lembrar que os produtos de origem animal devem ser evitados nas condições de excesso e removidos da alimentação de quem quer perder peso e, principalmente, nas condições de calor interno. Nos Passos 6 – Observe a Natureza dos Alimentos e 7 – Escolha os Alimentos Adequados será informado que as carnes estão no topo da pirâmide alimentar asiática, pois são utilizadas especialmente nas condições de deficiências, com finalidades terapêuticas. Já nas condições de excesso, os alimentos indicados são os de origem vegetal, frescos e leves, que devem ser ingeridos diariamente.

Quando a doença está na superfície, é mais fácil de ser tratada do que quando está no interior. Assim, é importante que os sinais sejam analisados depois da remoção dos excessos (em geral, o que aparece são os sinais de deficiência). A partir daí, é possível seguir para o próximo passo.

> Quem deseja perder peso deve comer alimentos que removem a umidade.
> Quem busca desintoxicar o organismo e melhorar as funções do fígado deve consumir alimentos que removem o calor.
> Quem pretende eliminar dores articulares, musculares, reumatismo ou estimular o metabolismo e a circulação sanguínea deve comer alimentos mornos, que removem o frio.
> Quem quer tornar o corpo alcalino e livrar-se de processos inflamatórios e alergias deve consumir alimentos frescos e neutros.

Os alimentos podem ser associados e utilizados em dias ou momentos específicos para determinada finalidade (p. ex., alimentos refrescantes para desintoxicação, 2 vezes/semana) ou associados a alimentos neutros ou nutritivos para enriquecer a alimentação. Em casos crônicos, o uso desses alimentos deve ser regular, ou seja, em quase todos os dias da semana. A frequência de uso depende das condições apresentadas pelo indivíduo, o que pode ser observado pela análise de língua, pulso, urina e fezes e pela melhora dos sintomas.

A Tabela 4.7 apresenta os alimentos para a remoção dos principais agentes patogênicos que acometem as funções orgânicas e causam condições de excesso de calor, frio secura e umidade.

Tabela 4.7 **Alimentos indicados para a remoção dos agentes patogênicos que acometem as funções orgânicas e ocasionam condições de excesso.**

| Calor patogênico |
|---|
| Rabanete, algas marinhas e espirulina, tofu, painço, cogumelos, melancia, pepino, hortelã, agrião, azeitona, caqui, limão, brócolis, amaranto e alimentos crus |
| Secura patogênica |
| Água de coco, leite, espinafre, ovos, mel e todas as frutas cítricas |
| Frio patogênico |
| Alho, abóbora, pimentas, gengibre, anis, cardamomo, cravo, noz-moscada, manjericão, canela, cereja, mostarda, amendoim, pinhão, amêndoas e todos os grãos cozidos |
| Umidade patogênica |
| Bardana, alface, alfafa, amaranto, feijão-azuqui, milho, aipo, abóbora, mel, chá-verde, mamão-papaia, abacaxi, banana, uva, limão, maçã, couve, repolho e feijão comum |

> Os alimentos que removem o calor devem, preferencialmente, ser consumidos frescos ou crus. Já os alimentos que removem o frio devem ser consumidos cozidos ou assados, assim como os alimentos que removem a umidade.

Deve-se ter em mente que não basta se livrar dos agentes patogênicos com alimentos específicos, é importante também reduzir ao máximo (se possível, eliminar) o consumo de alimentos que criam calor, frio e umidade patogênica, como gorduras saturadas, frituras, laticínios, presunto, peito de peru, excesso de sal ou condimentos industrializados, doces, aromatizantes, farinha branca e bebidas alcóolicas, além de não abusar do uso de medicamentos.

## Como lidar com a alergia e a intolerância alimentar

**Alergia.** É uma resposta do sistema imunológico a algo que o organismo considera estranho, podendo acontecer pela agressão das mais variadas substâncias presentes do meio ambiente à alimentação. Como consequência, o indivíduo tem náuseas, diarreia ou vômitos, para expelir rapidamente o alimento ingerido. Quando o indivíduo já apresenta sinais de excesso, a possibilidade de desenvolver alergia alimentar é maior, principalmente porque os alimentos alergênicos normalmente são de natureza *yang* e contribuem para a formação de calor interno e mucosidade, como ovos, camarão, leite de vaca e farinha de trigo. Desse modo, é importante identificar qual alimento está dando origem à alergia e evitar seu consumo.

**Intolerância alimentar.** Há uma resposta exagerada do organismo, que não envolve o sistema imunológico, e o organismo não produz determinadas enzimas digestivas para transformar o alimento. Os sintomas são os mesmos da alergia, mas aparecem de maneira mais ampla e lenta. Nesse caso, geralmente há deficiência nas funções do fígado, que também pode ser genética e envolver a constituição física do indivíduo. É importante, sobretudo, manter o fígado limpo, com o consumo de vegetais verdes, limão, rabanete e feijão-azuqui, que podem torná-lo mais alcalino e livre de calor e toxinas. Alimentos ricos em ômega 3 também são aliados, uma vez que limpam as artérias e livram o organismo das gorduras. Ao identificar o alimento que causa a intolerância alimentar, seu consumo deve ser eliminado e ele deve ser substituído por alimentos adequados e igualmente nutritivos.

Outros produtos que devem ser removidos da alimentação são o glúten, presente na farinha branca, e o glutamato monossódico (GMS), pois causam alergias e intolerância alimentar e pouco contribuem para a nutrição integral.

O GMS é um produto processado muito pesquisado nos últimos anos. Seu consumo aumenta o nível de glutamato, neurotransmissor fabricado pelo próprio organismo. Esse aumento excita e deteriora neurônios e células, aumentando também o índice de radicais livres, o que gera hiperatividade e cefaleia em quem o consome.

O glúten ainda não era conhecido quando a dietoterapia chinesa surgiu, porém é importante esclarecer seu malefício, uma vez que ele está presente em diversos produtos da indústria de alimentos. Ele é encontrado em quase tudo que tem trigo sob forma de farinha branca (pães, massas, pizzas, bolos), sendo muitas vezes utilizado como meio para aumentar a produtividade da indústria de alimentos. O glúten industrial não contribui para a nutrição do organismo e é de difícil digestão (o que pode acarretar acúmulo de resíduos e condições de excesso), por isso seu consumo sobrecarrega o metabolismo e os intestinos, contribuindo para o ganho de peso e a incidência de alergias. Atualmente, existe uma gama de produtos novos livres de glúten, mas a sugestão ainda é reduzir o consumo de alimentos industrializados e optar pelos naturais. Portanto, ao consumir alimentos feitos de trigo, deve-se dar preferência aos integrais, feitos de forma artesanal.

Para finalizar, é importante lembrar que existem outras formas de excesso e que elas também não fazem bem à saúde. Tais excessos referem-se ao estilo de vida, à vida moderna, como excesso de atividades (*guo lao*), de esforço físico (*lao li guo*), mental (*lao shen guo*) e sexual (*fang lao guo*) e de repouso (*guo yi*). Essas são situações que desgastam o *qi* e todas as demais substâncias fundamentais, desequilibrando a constituição do indivíduo.

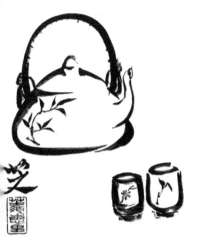

# Passo 5
# Equilibre sua Constituição

## Introdução

Conforme explicado no Passo 3 – Entenda os Sinais, todos os indivíduos apresentam algum nível de deficiência, que pode envolver as funções ou a estrutura dos órgãos internos. O tipo de deficiência apresentado pelo indivíduo caracteriza, em geral, sua constituição, que, por sua vez, está relacionada à saúde de sua família biológica.

A origem das deficiências pode ter diversos motivos, mas a causa primária, segundo a Medicina Tradicional Chinesa, está na hereditariedade, que é entendida pelos chineses pela qualidade do *jing*. No Passo 1 – Alimente-se, foram apresentadas as substâncias fundamentais, demonstrando que o *jing*, ou *qi* pré-natal, constitui a base para o desenvolvimento humano desde o embrião.

Considerando que o *jing* carrega o potencial energético do indivíduo, ele também carregará consigo as potencialidades do pai e da mãe. Nisso estão incluídas as características físicas, como a estrutura corpórea e a saúde dos órgãos internos, as características mentais, como o comportamento e, segundo muitos orientais, os aspectos espirituais, oriundos de toda sua ancestralidade. Isso explica a reverência e a gratidão aos antepassados, muito presentes na cultura oriental.

Portanto, as constituições podem ser de deficiência de *yin* ou de *yang*, variando em tipos *yin* e *yang* (Figura 5.1).

É importante dizer que essas constituições mostram o indivíduo em seu estado inicial, considerando-o desde a infância. Quando o indivíduo adoece, a condição de deficiência aumenta, sobretudo em casos crônicos, mas, à medida que ele mantém ou recupera a saúde, os sinais de deficiência tendem a sumir, demonstrando que o equilíbrio foi restabelecido. Manter o equilíbrio de sua própria constituição é a chave da longevidade.

O *jing*, sendo o *qi* pré-natal, serve de base para os rins (*shèn*), que dão suporte a todos os demais órgãos do organismo durante a vida. Os rins (*shèn*) são a base do *yin* e do *yang* dentro do indivíduo e, assim, a constituição de um indivíduo é o resultado dessa

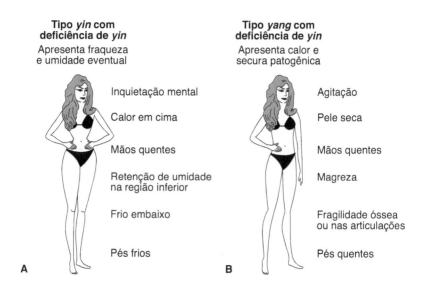

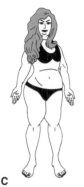
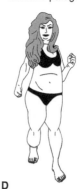

Figura 5.1 A a D. Constituições com deficiência de *yin* ou de *yang* associadas aos tipos *yin* e *yang*.

interação. Alguns crescem com muita energia e sentindo calor, traduzindo um *jing* com muito mais *yang*, e outros crescem com menos disposição e, consequentemente, mais *yin*, com tendência a um corpo mais frio.

O *jing* é uma substância que se origina no Portão da Vitalidade, que, em chinês, é denominado *mingmen* e se localiza próximo aos rins. É a força do *mingmen* que promove o aquecimento, o fogo fisiológico capaz de realizar as transformações, manter as funções dos órgãos internos e predispor o indivíduo a um corpo quente, seco, frio ou úmido. A respeito do *mingmen*, Maciocia (1996) explica:

> Os rins (*shèn*) podem ser comparados a um caldeirão cheio de água. O fogo abaixo deste caldeirão é providenciado pela porção *yang* dos rins (*shèn*) e pelo portão da vitalidade (*ming men*). A água dentro deste caldeirão corresponde ao *jing*.

Como a função dos rins (*shèn*) está relacionada a governar a água, eles são a fonte da água e do fogo no indivíduo, ou seja, *yin* e *yang*, e promovem o resfriamento e também o aquecimento (Figura 5.2). Por isso, alguns indivíduos sentem mais frio e têm o metabolismo mais lento, tendendo a ganhar peso; já os indivíduos mais calorentos apresentam o metabolismo rápido e não engordam com tanta facilidade.

Quando o *yang* é excessivo, pode levar o indivíduo à deficiência de *yin*, pois o calor tende a acelerar o metabolismo e secar os fluidos. Estes são os indivíduos mais magros, secos e inquietos. Quando o *yin* é excessivo, pode levar o indivíduo à deficiência de *yang*. Quando falta calor, as substâncias se acumulam e a tendência é ganhar peso com facilidade. No entanto, também existem indivíduos fortes, robustos e com deficiência de *yin*. Nesse caso, a deficiência é menor e o que predominará é uma constituição sustentada por excesso de fatores patogênicos, e a alimentação, nesse sentido, é crucial para equilibrá-lo.

## Deficiência de *yin*

Quando há deficiência do *yin*, trata-se de uma deficiência relativa a tudo que é considerado *yin* dentro do organismo: as estruturas anatômicas, os fluidos corporais, a musculatura e os ossos. Quando falta *yin*, o corpo potencializa o calor. Dessa maneira, o indivíduo é dinâmico e enérgico, e suas transformações são rápidas, bem como suas atitudes de comportamento. Com o organismo ativo, as substâncias fundamentais são gastas excessivamente e a pessoa tende à magreza, à secura e à desnutrição, seja na hidratação, seja na alimentação.

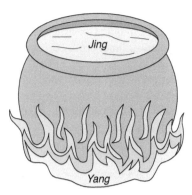

**Figura 5.2** Caldeirão com água sobre o fogo, simbolizando o funcionamento dos rins.

Quando o calor predomina, o corpo tende a liberá-lo para buscar a harmonia do organismo. Assim, as extremidades são quentes e as transpirações são frequentes, podendo ser excessivas. A noite marca o período *yin*, assim como o dia marca o período *yang*; portanto, quando a deficiência de *yin* é significativa, há transpiração vespertina ou noturna.

A deficiência de *yin* tende, sobretudo, a originar um indivíduo com muito mais calor que os demais e pode deixar boca e pele secas. Esses indivíduos costumam beber líquidos aos poucos e, com frequência, ter as maçãs do rosto avermelhadas (rubor malar).

A tendência do calor é subir e, por isso, ele perturba a mente; portanto, os indivíduos com deficiência de *yin* podem apresentar estados de inquietação constantes e propensão à irritação, sendo mais mutáveis ou emocionais. Em contrapartida, também podem ser mais corajosos, autoconfiantes e práticos. Com frequência, sofrem de insônia, ansiedade, hipertensão e doenças cardiovasculares. Os órgãos mais acometidos pela deficiência de *yin* são o coração (*xin*), os rins (*shèn*), o fígado (*gan*), o estômago (*wei*) e os pulmões (*fei*).

No coração (*xin*), a deficiência de *yin* é caracterizada pela hiperatividade de suas funções, o que ocasiona palpitações e aumento da pressão arterial, que levará a doenças cardiovasculares, boca e garganta secas, propensão à ansiedade, irritabilidade e falta de memória e de concentração. Na visão oriental, o coração (*xin*) também abriga a mente (*shén*); portanto, quando a característica *yin* é menor, a tranquilidade é perdida e o indivíduo pode sofrer de ansiedade, inquietação, estresse crônico, depressão e ainda ter muitos problemas afetivos, pois a característica *yin* promove a compaixão e a compreensão dentro do indivíduo. Assim, a deficiência de *yin* pode aumentar a intolerância, a impulsividade, a clareza e o entendimento.

Nos rins (*shèn*), a deficiência de *yin* é caracterizada pelo aumento de suas funções, o que causa alteração da dinâmica da pressão arterial (pelo sistema angiotensina), podendo desencadear disfunções endócrinas e hiperestimulando o funcionamento das adrenais.

Nos pulmões (*fei*), a deficiência de *yin* seca os fluidos corporais, causando tosse seca e doenças respiratórias. A falta de fluidos também pode ocasionar pele seca, constipação intestinal, com fezes secas e difíceis de serem expelidas, doenças respiratórias e secura no nariz e na garganta. A fraqueza do sistema imunológico também pode ser observada, uma vez que os pulmões são os órgãos de ação defensiva.

No fígado (*gan*), a deficiência de *yin* é caracterizada por desnutrição e perda da qualidade do sangue, uma vez que o fígado (*gan*) armazena sangue. Há também secura nos olhos, visão deficiente ou distúrbios oculares, pois o fígado rege os olhos sob o ponto de vista da medicina chinesa. A falta de fluidez no fígado, decorrente da deficiência de *yin*, pode gerar contraturas nas articulações e perda da cartilagem, aumentando a incidência de artrite e artrose.

Como visto no Passo 2 – Conheça seu Corpo, os chineses entendem que o fígado (*gan*) enraíza a alma etérea, ao qual chamam de *hun*. A deficiência de *yin* ocasiona, portanto, a diminuição da criatividade e da capacidade de lidar com as frustrações da vida, levando o indivíduo à dificuldade de planejamento e assertividade.

No estômago (*wei*), a deficiência de *yin* é caracterizada pela hiperacidez, que pode levar o indivíduo a sofrer de gastrite. O calor gerado pela hiperacidez também pode secar os fluidos estomacais responsáveis pela formação da saburra (revestimento lingual). Por isso, na observação da língua, comumente feita pelos profissionais de Medicina Tradicional Chinesa, a ausência de saburra indica deficiência de *yin* de estômago.

## Equilíbrio da deficiência de yin

Para equilibrar a deficiência de *yin* é essencial buscar o descanso adequado e aquietar a mente. Indivíduos que sofrem de deficiência de *yin* comumente são dinâmicos e ambiciosos. Entretanto, é fundamental que essas pessoas desenvolvam a consciência corporal para ouvirem seu corpo e sua mente, por meio de atividades físicas tranquilas, como o *yoga* ou o *tai ji quan*. O hiperestímulo do corpo em resposta à mente, além de trazer cansaço, pode desgastar as funções dos órgãos internos; portanto, é importante aproveitar os momentos de descanso, para não entrar em exaustão. Também é importante caminhar, nadar ou, ainda, praticar meditação, para aliviar as tensões diárias.

A deficiência de *yin* também pode ocasionar impulsividade e irritabilidade; portanto, todo processo terapêutico é válido para melhorar a relação consigo mesmo e com os outros.

## Deficiência de yang

Quando há deficiência de *yang*, trata-se de uma deficiência relativa a tudo que é considerado *yang* dentro do organismo: as funções, as transformações, o calor e o impulso energético. Quando falta *yang*, o corpo é frio. Desse modo, o indivíduo pode se sentir facilmente cansado e a circulação é mais lenta.

O metabolismo é lento, bem como suas atitudes de comportamento, que revelam pessoas comumente tranquilas. Com as funções diminuídas, as transformações se tornam difíceis e o indivíduo pode acumular resíduos, como muco ou edema, e tender ao ganho de peso, além de, com frequência, sentir muito menos sede em relação aos indivíduos que sofrem de deficiência de *yin*.

Quando o frio predomina, o calor chega com dificuldade e as extremidades (mãos e pés) podem estar constantemente frias. A transpiração também tende a ser menor, pois o organismo faz o possível para reter o calor, a fim de manter atividades como digestão e circulação.

A deficiência de *yang* tende, sobretudo, a dar origem a um indivíduo ligeiramente pálido, pois a circulação é lenta, a constituição também pode ser fraca e a libido está diminuída. Também pode haver falta de atitude, medo, sensação de insegurança ou sentimento de inadequação.

A tendência do frio é descer e, por isso, o indivíduo pode sofrer de desânimo, desistir facilmente de seus objetivos ou não ter força interna para persistir. Em contrapartida, a deficiência de *yang* leva o indivíduo a refletir mais sobre si e a buscar virtudes em si mesmo.

# 44 Saúde e Longevidade na Mesa

Com frequência, a deficiência de *yang* pode desencadear indisposição, cansaço crônico, lassitude, tristeza, diarreia, respiração curta, prolapsos e medo, com tendência a desistir. Os órgãos mais acometidos por deficiência de *yang* são o baço (*pi*), os rins (*shèn*) e o coração (*xin*).

No baço (*pi*), a deficiência de *yang* é caracterizada pela lentificação nas transformações do sistema digestivo. O baço (*pi*), na visão oriental, é o "pai" do sistema digestivo, uma vez que auxilia o estômago (*wei*) na maturação do alimento e na ascensão das substâncias puras, para transformá-las em energia e sangue (*xue*). Na prática, as funções do pâncreas e dos intestinos diminuem, ocasionando acúmulo de resíduos, que, quando não expelidos (ou transformados), acumulam-se na forma de umidade (*shi*), aumentando a gordura corporal. Com isso, os nutrientes não são absorvidos e a musculatura não é fortalecida, tornando os membros flácidos e frios, o que explica por que indivíduos obesos podem sofrer de anemia.

No coração (*xin*), a deficiência de *yang* é caracterizada por lentificação da circulação sanguínea, palidez, palpitações e arritmia, além de dificuldade para desligar a mente (*shén*) no momento de dormir (já que o coração rege a mente).

Nos rins (*shèn*), a deficiência de *yang* é caracterizada pela diminuição de suas funções de governar e filtrar os líquidos, desencadeando edemas, além de fraqueza na bexiga e prolapsos. Também pode acometer o sistema urogenital, levando à perda de libido e à frigidez.

## Equilíbrio da deficiência de yang

Para equilibrar a deficiência de *yang*, é essencial aumentar as atividades e estimular a produção de calor no indivíduo; por isso, a atividade física deve ser diária e a alimentação predominantemente morna. Todos precisam de atividade física, mas o indivíduo que sofre dessa deficiência deve se exercitar todos os dias, a fim de potencializar o *yang* no organismo e impulsionar as transformações, evitando o acúmulo. É igualmente importante que o indivíduo trabalhe e tenha objetivos profissionais, a fim de levar ao dia a dia as metas para construir sua própria realidade. Fazer algo que ama, com vigor e entusiasmo, impulsionará a força de vontade para suas atividades diárias e sua estrutura interna.

Indivíduos com deficiência de *yang* frequentemente podem se sentir desestimulados e perder o interesse ou a confiança diante da vida. Nesse sentido, é importante buscar práticas de autoconhecimento, para que descubram seus valores e desenvolvam sua força interna.

## Equilíbrio das constituições com dietoterapia chinesa

Conforme visto anteriormente, todos os indivíduos sofrem de deficiência de *yin* ou de *yang*, ainda que minimamente. A Medicina Tradicional Chinesa parte do princípio que os indivíduos com deficiência de *yin* devem ser fortalecidos com alimentos e atividades que impulsionem o *yin*, ao passo que as pessoas que sofrem de deficiência de *yang* devem ser fortalecidas com alimentos e atividades que promovam o *yang*.

Conforme a visão oriental, os alimentos têm propriedades térmicas e direções de energia conforme suas partes, seu local e suas condições de crescimento, além do modo de preparo e de suas funções no organismo.

## Alimentação

A alimentação para a deficiência de *yin* é diferente da alimentação para a deficiência de *yang*. Naturalmente, na deficiência de *yin* é necessário enfatizar os alimentos refrescantes e neutros, de sabor ácido, amargo, doce e salgado. Já na deficiência de *yang*, é necessário enfatizar os alimentos mornos e quentes, de sabor picante, ácido e doce. Nesse sentido, estão descritos a seguir os alimentos para consumo diário, frequente, moderado e raro.

**Consumo diário.** São os alimentos de natureza fresca, como folhas e frutas. Por exemplo, agrião, rúcula e alface são bons, pois removem toxinas, facilitam a formação de sangue e beneficiam os intestinos, o que serve para as duas constituições.

**Consumo frequente.** São aqueles cujo consumo pode ou não ser diário, mas deve ser constante, como peixes, leguminosas e cereais.

**Consumo moderado.** São aqueles que podem ser consumidos até 1 vez na semana, mas que devem ser evitados, por promoverem acúmulos. São as carnes vermelhas, por exemplo, que frequentemente aumentam o calor interno.

**Consumo raro.** São de uso terapêutico e dividem-se em natureza quente ou fria, sendo utilizados para eliminar fatores patogênicos e restabelecer o equilíbrio natural do indivíduo.

Indivíduos com uma constituição em que predomina a deficiência de *yin* devem consumir alimentos de natureza neutra e fresca diariamente e raramente consumir os alimentos de natureza quente, pois se beneficiam de alimentos naturais, frescos e crus. Já os indivíduos com uma constituição em que predomina a deficiência de *yang* devem consumir alimentos de natureza neutra e morna diariamente, para aquecê-los em suas necessidades, pois se beneficiam de alimentos cozidos, temperados e em porções fracionadas (Tabela 5.1).

O princípio de tratamento a ser seguido pela dietoterapia chinesa, conforme as condições de deficiência de *yin* ou *yang*, está descrito na Tabela 5.2.

A Tabela 5.3 apresenta os alimentos que devem fazer parte da alimentação diária para equilíbrio das deficiências e harmonização das duas condições, mostrando a diferença na escolha dos alimentos conforme a deficiência de *yin* ou de *yang*.

**Tabela 5.1 Natureza e sabor predominantes dos alimentos indicados para deficiência de *yin* ou *yang*.**

| Deficiência | Natureza predominante | Sabor predominante |
| --- | --- | --- |
| Yin | Alimentos frescos, frios, úmidos e crus | Doce, ácido e salgado |
| Yang | Alimentos cozidos, mornos, secos e de fácil digestão | Doce, amargo e picante |

# 46  Saúde e Longevidade na Mesa

Tabela 5.2 Tratamento de dietoterapia chinesa segundo as deficiências de *yin* ou *yang*.

| Alimentos | Deficiência de *yin* | Deficiência de *yang* |
|---|---|---|
| Alimentos quentes | Raramente | Frequentemente |
| Alimentos mornos | Moderadamente | Diariamente |
| Alimentos neutros | Diariamente | Diariamente |
| Alimentos frescos | Diariamente | Moderadamente |
| Alimentos frios | Frequentemente | Raramente |

Tabela 5.3 Alimentos para equilíbrio das deficiências de *yin* e *yang* e harmonização das duas condições.

| Deficiência de *yang* |
|---|
| Quinoa, amaranto, tofu cozido, nozes, amêndoas, semente de abóbora, folha de mostarda, broto de alfafa, cereja, uva, morango, pêssego, cravo, canela, gengibre seco, anis, chá-verde, vagem, inhame, batata-doce, lichia, ginseng, todas as pimentas, cebola, cebolinha, brócolis, cenoura cozida, linhaça, aipo, alface, berinjela, abacaxi, couve, repolho, chicória, espirulina e alcachofra |

| Deficiência de *yin* |
|---|
| Quinoa, trigo, feijão preto, cevada e grãos integrais, tofu frio, gergelim, amêndoas, macadâmia, aspargos, pepino, rabanete, agrião, cenoura crua, limão, amora, morango, melancia, pera, melão, tomate, cebola, sal, *chlorella*, hortelã, mel, maçã, peixes, ostras, ovos, ervilha, caqui, soja, painço, batata-inglesa e batata-doce, abacate, damasco, cogumelos e figo |

## Fitoterapia ou dietoterapia?

Uma dúvida que pode surgir refere-se à necessidade da fitoterapia. Quando ela é, de fato, necessária? A fitoterapia é uma técnica muito eficaz e direcionada para as doenças já instaladas, ao passo que a dietoterapia é comumente sugerida para a promoção da saúde e o equilíbrio natural das constituições.

A fitoterapia chinesa é conhecida e utilizada no mundo todo, e no Brasil seu uso é controlado pela Agência Nacional de Vigilância Sanitária (Anvisa). As fórmulas magistrais podem ser encontradas em farmácias de manipulação. É possível buscar orientação adequada de um profissional habilitado para então utilizar as fórmulas magistrais, direcionadas à erradicação da doença. No entanto, já é possível encontrar algumas ervas isoladas liberadas para o consumo em mercearias orientais e associá-las à nutrição diária, para reforçar a aplicação da dietoterapia. Entre as ervas comumente encontradas isoladas estão o ginseng (*Panax ginseng*), o *dang gui* (*Angelica sinensis*) e alguns chás, como de crisântemo e de *oolong*.

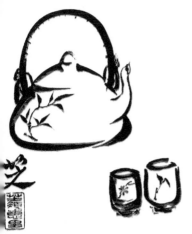

# Passo 6
# Observe a Natureza dos Alimentos

## Introdução

A atribuição energética ao alimento é o grande diferencial dos chineses em relação à dietética convencional. O olhar chinês para a vida e o ser humano é essencialmente energético. Desse modo, entende-se que os alimentos têm funções originadas conforme sua atuação no organismo; cada um tem uma natureza e um sabor, chamados também de direção de energia. Nos vegetais, por exemplo, as partes altas da planta adquirem características *yang*, recebem calor e estimulam as funções. As frutas favorecem os movimentos peristálticos dos intestinos. Já as raízes fortalecem o baço e o coração, contribuindo para a formação do sangue e o fortalecimento do trato digestivo.

## Os cinco sabores

Na concepção chinesa, o sabor não diz respeito ao gosto do alimento, mas ao que ele proporciona ao organismo, em especial às funções dos órgãos internos. Nas palavras de Dr. Lu (1997a):

> os sabores dos alimentos são determinados nas bases de seus efeitos orgânicos e ações específicas (...) eles são importantes na dieta chinesa porque possuem efeitos sobre os órgãos internos. Os alimentos que possuem um sabor picante podem agir nos pulmões e no intestino grosso; os alimentos com sabor doce podem agir no estômago e no baço, o sabor ácido pode agir no fígado e na vesícula biliar, o sabor amargo age no coração e no intestino delgado, e o sabor salgado pode agir nos rins e na bexiga.

Os sabores impulsionam e promovem as atividades dos órgãos internos. Dessa maneira, cada órgão interno (*zang*) está relacionado e é beneficiado por um determinado sabor.

Todos os alimentos naturais são divididos em cinco sabores (ácido, amargo, doce, picante e salgado), e cada sabor está relacionado a um dos cinco órgãos vitais.

48 Saúde e Longevidade na Mesa

O Capítulo 23 do *Su Wen*, clássico do Imperador Amarelo, afirma que: "O azedo vai ao fígado, o amargo ao coração, o doce ao baço, o apimentado ao pulmão e o salgado aos rins".

As funções de cada sabor e suas relações com os cinco órgãos internos estão descritas na Tabela 6.1 e na Figura 6.1.

No Passo 7 – Escolha os Alimentos Adequados, estão descritos o sabor e a natureza de cada um dos alimentos naturais e saudáveis.

## As cinco energias (ou naturezas)

Além da classificação entre *yin* e *yang*, os alimentos também são classificados por sua natureza: fria, refrescante, neutra, morna ou quente. A natureza do alimento é responsável por provocar sensações no corpo, conforme Dr. Lu (1997b) relata:

> O processo de aprendizado das naturezas dos alimentos é basicamente o mesmo daquele de descobrir os sabores dos alimentos. Em primeiro lugar, os alimentos que fazem nos sentir quentes podem ser considerados como possuindo natureza quente (...). É importante para nós conhecermos as naturezas dos alimentos, porque energias diferentes agem sobre o organismo humano de maneiras diferentes. Isto possui efeitos importantes na boa saúde. Por exemplo, quando uma pessoa sofre de reumatismo e a dor é particularmente maior durante o inverno, então é bom para essa pessoa comer alimentos de natureza morna ou quente, o que deve aliviar consideravelmente a dor. Ou se você sofre de erupções de pele que pioram com o calor, deve comer alimentos de natureza fresca para aliviar os sintomas.

Tabela 6.1 **Funções dos sabores e suas relações com os cinco órgãos internos.**

| Sabor | Ação |
|---|---|
| Ácido | Tem ação dispersiva, age no fígado (*gan*), alcaliniza o sangue, dispersa estagnações, desintoxica o corpo e beneficia a vesícula biliar (*dan*), os olhos, as articulações, os tendões, as unhas e a menstruação |
| Amargo | Tem a ação de concentrar e descer, age no coração (*xin*), desce para o intestino delgado (*xiaochang*) nos vasos sanguíneos, favorece a mente (*shén*) e estimula a diurese e a eliminação de resíduos |
| Doce | Age no centro do indivíduo, atuando no baço (*pi*) e no estômago (*wei*), beneficia a digestão e o metabolismo, tonifica o *qi*, aquece o interior, estimula o apetite, melhora deficiências nutricionais e harmoniza os demais sabores |
| Picante | Age do centro para a periferia, atuando nos pulmões (*fei*) e no intestino grosso (*dachang*), beneficia as vias respiratórias, a pele e os pelos, estimula a circulação e o sistema imunológico, elimina edemas, mobiliza os canais de energia, aguça o olfato e "abre" os poros e o tórax, facilitando a respiração e a formação do *qi* |
| Salgado | Concentra e conserva a energia; por isso, promove vitalidade, melhora o cansaço, age nos rins (*shèn*) e na bexiga (*pang guang*) e inibe distúrbios do trato geniturinário |

Passo 6 ❖ Observe a Natureza dos Alimentos   49

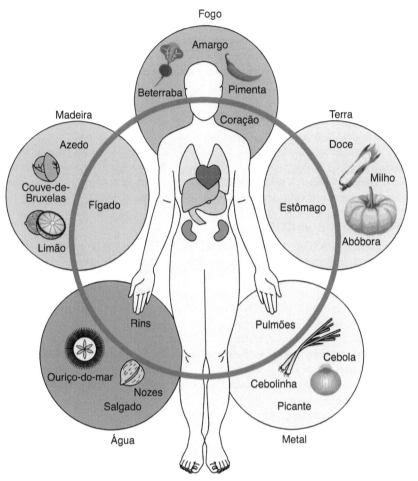

Figura 6.1 Os cinco sabores e suas atuações no organismo.

## Alimentos de natureza quente

Esses alimentos aquecem fortemente o organismo e são destinados a ações terapêuticas, como a eliminação de frio patogênico. Eles se movem para cima e, por isso, melhoram a diarreia e os inchaços e favorecem a concentração e a circulação.

## Alimentos de natureza morna

Esses alimentos aquecem e harmonizam o organismo, sendo ideais para as condições de deficiência de *yang*, cansaço, metabolismo lento ou digestão difícil e perda da vitalidade e da libido. Melhoram a circulação da energia e do sangue, favorecem a concentração e combatem dores e cólicas. Podem ser consumidos diariamente e beneficiam a digestão.

## Alimentos de natureza neutra

Esses alimentos têm ação neutra e suave, beneficiam o organismo e facilitam a formação de *qi*. Não têm uma natureza significativa na direção de energia, mas podem ser alterados conforme seu preparo. Bons exemplos são o mel e todas as sementes oleaginosas.

## Alimentos de natureza refrescante

Esses alimentos têm a ação de refrescar e umedecer harmonicamente o organismo, favorecendo a eliminação do calor e combatendo a secura. São ideais para condições de deficiência de *yin*, secura na pele e nos lábios, tosse seca, menopausa, osteoporose e cálculos renais ou biliares, além de desintoxicação e doenças crônicas e degenerativas. Podem ser consumidos diariamente e facilitam o trânsito intestinal.

## Alimentos de natureza fria

Esses alimentos resfriam o organismo e são destinados a ações terapêuticas, como a eliminação de calor patogênico. Eles se movem para baixo e, por isso, aliviam inflamações, vômitos, enjoos, tontura e asma.

A Tabela 6.2 apresenta a classificação de alguns alimentos conforme suas respectivas naturezas. No Passo 7 – Escolha os Alimentos Adequados serão abordadas as ações de cada alimento.

Cada um dos alimentos apresentados tem características peculiares, o que também é relevante na orientação em dietoterapia chinesa. O café, por exemplo, tem sabor amargo (e ligeiramente ácido), característica *yang* e natureza quente; desse modo, estimula a circulação, aumenta a concentração e agita o coração, não devendo ser utilizado por pessoas hiperativas ou com insônia. Já quem sofre de sonolência pode ingerir café ao longo do dia, e a melhora é imediata.

## As quatro direções

As direções apresentadas a seguir referem-se às direções do *qi* presente nos alimentos, conforme sua natureza, podendo ser ascendente ou descendente.

**Ascender e flutuar.** Os alimentos de natureza ascendente são indicados para proporcionar energia e melhorar doenças que evoluem para baixo, como prolapsos, edema e diarreia.

Tabela 6.2 **Classificação de alguns alimentos conforme suas respectivas naturezas.**

| Sabores | Quente | Morno | Neutro | Frio | Fresco |
|---|---|---|---|---|---|
| Ácido | Vinagre | Limão | Azeite | Azeitona | Tomate |
| Amargo | Café | Cereja | Alface | Morango | Palmito |
| Doce | Frango | Abóbora | Amaranto | Pepino | Banana |
| Picante | Pimenta | Gengibre | Mel | Hortelã | Agrião |
| Salgado | Carne de porco | Camarão | Gergelim | Ostra | Brotos |

**Descender e afundar.** Os alimentos de natureza descendente são indicados para acalmar a mente, desintoxicar ou dispersar calor tóxico. Além disso, também podem ter efeito laxativo.

## Propriedades energéticas dos alimentos

Além de suas respectivas naturezas, os alimentos também podem ser classificados conforme sua atuação no corpo, como dispersar o calor e resfriar, acalmar a mente, nutrir o sangue e tonificar os órgãos internos.

### Alimentos que nutrem o yin

Os alimentos que nutrem o *yin* são aqueles que proporcionam os nutrientes necessários ao fortalecimento das estruturas, como os ossos, a coluna vertebral e o cérebro. Além disso, também favorecem a formação de substâncias, como o sêmen e o sangue (*xue*).

**Exemplos.** Azeite, damasco, queijos, ovos cozidos, carnes, brotos, raízes, ostras, amora, tâmara, batata-inglesa, beterraba, cação, cevada, porco, sardinha, tomate, espinafre, uva, figo, caqui, mel, feijões, cogumelos, vagem, nozes, castanhas, repolho, arroz integral, grãos integrais e leguminosas, como a lentilha.

### Alimentos que nutrem o yang

Os alimentos que nutrem o *yang* são aqueles que impulsionam as funções dos órgãos e do metabolismo, promovem a vitalidade, impedem a impotência e a frigidez e favorecem a digestão, a perda de peso e a manutenção da temperatura corporal. Além disso, são energéticos, funcionais e de fácil digestão.

**Exemplos.** Amendoim, nozes, canela, cravo-da-índia, cardamomo, erva-doce, camarão, nirá, *moyashi*, soja, raiz forte, morango, cereja, pistache, mel, agrião, alho, alho-poró, cebolinha, cheiro-verde, *shitake*, pimentas e gengibre.

### Alimentos que facilitam a formação e nutrição do sangue (xue)

Os alimentos que facilitam a formação de sangue (*xue*) são facilmente sintetizados em sangue e beneficiam o baço (*pi*) e o coração (*xin*). São sugeridos para vertigem, palpitação, depressão, palidez, anemia, síndrome do pânico, hemorragia, menstruação irregular ou escassa, irritabilidade, angústia e fraquezas.

**Exemplos.** Vegetais verdes, algas, ovos, uva, nozes, castanhas, gergelim, carne de vaca, leite, ostra, cará e tomate.

### Alimentos que movem o sangue (xue)

Os alimentos que movem o sangue são aqueles que estimulam a circulação sanguínea e dispersam dores e contrações, como cólicas menstruais. Podem ter efeitos analgésicos e melhoram as dores por calor ou frio patogênico.

**Exemplos.** Tofu, amendoim, mamão, pêssego, alho, alho-poró, batata-doce, espinafre, gengibre e nabo.

## Alimentos que mobilizam e tonificam o qi

Os alimentos que mobilizam o *qi* têm efeito analgésico, dispersam acúmulos e melhoram dores leves. Já os alimentos que tonificam o *qi* são considerados tônicos ou energéticos naturais, pois promovem a vitalidade e melhoram o cansaço e o sistema imunológico.

**Exemplos.** Arroz integral, abóbora, alho, alho-poró, cebola, ginseng, ovos, uva, mel, tâmara, *shitake*, broto de alfafa, feijão-preto, *moyashi*, nozes, abacate, água de coco-da-baía, caqui, mamão, frango, carne de carneiro, geleia real e peixes.

## Alimentos que umedecem o organismo

Os alimentos que umedecem o organismo são aqueles que facilitam a formação de fluidos corporais (*jin ye*), umedecem os intestinos e eliminam a secura em estados de pele e boca seca, artrite e prisão de ventre.

**Exemplos.** Mel, melancia, pera, nozes, banana, figo, laranja, maçã, pêssego, queijos, batata-doce, espinafre, tomate, tofu, pinhão, pistache, damasco fresco, abacate, morango, amora, ameixa e azeitona.

## Alimentos que eliminam umidade patogênica

Os alimentos que eliminam umidade patogênica são aqueles que auxiliam na remoção de líquidos residuais e secreções, como muco, leucorreia e edemas.

**Exemplos.** Algas (espirulina e *chlorella*), aveia, cevada perolada, feijão, amendoim, milho, semente de girassol, abacaxi, goiaba, pera, alface, inhame, batata-doce, cará, alho, *shitake*, gengibre, cenoura, aipo, abóbora, berinjela, agrião, uva, limão e quiabo e bardana.

## Alimentos que eliminam calor patogênico

Os alimentos que eliminam calor patogênico são aqueles que favorecem a desintoxicação e agem para baixo, eliminando toxinas, vírus e bactérias.

**Exemplos.** Algas, amaranto, tofu, feijão-azuqui, palmito, melancia, melão, limão, hortelã, banana, laranja, agrião, rúcula, brócolis, pepino, capim-cidreira, abacaxi, caqui, maçã, manga, pera, abóbora, bardana, cenoura, painço, rabanete, *shitake* e ervilha.

## Alimentos que eliminam frio patogênico

Os alimentos que eliminam frio patogênico são aqueles que promovem calor e agem para cima, melhorando contraturas musculares e reumatismos.

**Exemplos.** Grãos cozidos, aveia, quinoa, açafrão, cravo-da-índia, cardamomo, canela, cenoura, cominho, gengibre, pimentas, pimentão e *shitake*.

## Alimentos que desintoxicam o organismo

Os alimentos que desintoxicam o organismo agem do centro para a periferia e favorecem a eliminação de resíduos, por meio da urina ou das fezes.

**Exemplos.** Arroz integral, feijão-azuqui, bardana, soja, cenoura, cogumelos, tomate, rabanete, espinafre, nabo, agrião, banana, figo, algas e brotos.

## Considerações finais

Depois de conhecer a natureza e os sabores dos alimentos, é hora de descobrir as diferentes propriedades energéticas de cada um, para então dar um passo novo: a escolha dos alimentos adequados para a saúde.

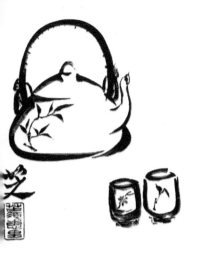

# Passo 7
# Escolha os Alimentos Adequados

## Introdução

No Passo 1 – Alimente-se, foi abordada a importância da boa alimentação para manter a vida a partir das substâncias fundamentais e das funções orgânicas. Desse mesmo modo, os chineses também entendem que a má alimentação pode ocorrer de várias maneiras, envolvendo:

- Alimentação desequilibrada (*yin shi shio tiao*)
- Ingestão anormal de alimentos (*ji bao shi chang*)
- Alimentação sem higiene (*yin shi bu jie*)
- Alimentação preferencial – somente um tipo de alimento (*yin shi pian shi*).

A alimentação inadequada altera o fluxo do *qi* ou possibilita a formação de mucosidade (*tan yin*) e resíduos, que levam às condições de excesso, tornando o organismo lento e desencadeando doenças. Já a alimentação imprópria (*yin shi bu jie*) está entre os fatores mistos dentro da diagnose chinesa, junto com o excesso de atividades, as lesões externas, os parasitas, a mucosidade, a estase de sangue, a insuficiência congênita e o tratamento inapropriado. Essas situações podem desencadear desequilíbrios em curto ou longo prazo, de acordo com o indivíduo.

## Pirâmide alimentar asiática

Um modo de classificar os alimentos conforme sua importância e facilitar a compreensão do público é inseri-los em uma pirâmide alimentar. Atualmente, existem diversas pirâmides alimentares, que variam conforme a proposta alimentícia dos diferentes sistemas de nutrição, como a pirâmide alimentar vegetariana, a vegana, a mediterrânea, entre outras.

Há milênios, quando a dietoterapia chinesa surgiu, não existiam as pirâmides alimentares. Elas só foram desenvolvidas há alguns anos, a partir de um estudo da Organização Americana Oldways, que deu origem à pirâmide alimentar asiática (Figura 7.1),

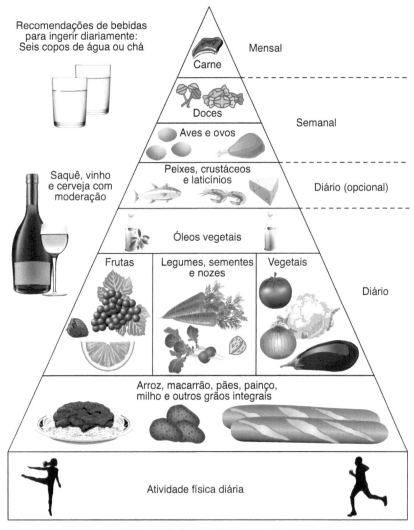

Figura 7.1 **Pirâmide alimentar asiática.**

considerando a alimentação predominante e atual dos principais países da Ásia: Bangladesh, Camboja, China, Índia, Indonésia, Japão, Laos, Malásia, Mongólia, Myanmar, Nepal, Coreia do Norte, Coreia do Sul, Malásia, Filipinas, Cingapura, Taiwan, Tailândia e Vietnã.

O grau de importância de um ou mais alimentos deve ser entendido em caráter vertical e de baixo para cima, ou seja, os alimentos que devem predominar na alimentação (diária) são os grãos integrais, enquanto, no topo, estão os alimentos cujo consumo é reduzido ou em ações específicas. Em caráter diário, estão os vegetais, constituídos por legumes, frutas, grãos integrais, verduras, brotos, sementes e castanhas, associados ao uso regular de bons óleos vegetais. Em seguida, dá-se importância ao consumo de peixes e frutos do mar, além da opção de laticínios.

Os chineses não investem no consumo de laticínios por conta da formação de mucosidade que esses alimentos podem gerar. No entanto, os laticínios são muito utilizados na culinária indiana e, por isso, estão presentes na pirâmide.

Por fim, podem ser consumidos moderadamente ovos, aves e doces e, em eventos e comemorações, carnes.

## Grãos e cereais integrais

A base da alimentação está nos grãos integrais, e seu consumo deve ser diário. É importante dizer que os grãos são carboidratos complexos e que contribuem para a nutrição plena do ser humano. Seu consumo está relacionado ao fortalecimento dos órgãos internos e da constituição física, pois são grande fonte de fibras, produzem sensação de saciedade e facilitam a formação de substâncias fundamentais.

Com o avanço da indústria alimentícia, os alimentos integrais perderam os nutrientes e a qualidade, para que o custo de produção fosse mais baixo e pudesse atender à população. Com a busca por uma vida melhor e mais saudável, atualmente é possível encontrar boas opções, não somente à base de trigo, mas também de arroz, milho e outros grãos.

O consumo de grãos é indispensável no dia a dia, e cada um deles tem ações específicas no organismo, apresentadas a seguir. Já os cereais são grãos moídos ou triturados e seu consumo também pode ser frequente, porém seu valor nutricional é menor que o dos grãos integrais.

### Amaranto

O amaranto tem sabor neutro, tonifica o *yin* geral do corpo e fortalece os ossos, prevenindo o envelhecimento e nutrindo as estruturas. Por ser muito nutritivo, deve ser consumido principalmente por pessoas de constituição fraca, crianças e gestantes. No fígado (*gan*), o amaranto nutre e limpa o sangue (*xue*), diminuindo o colesterol ruim. É muito saudável e uma excelente opção para quem tem intolerância ao glúten ou ao leite ou para aqueles que adotam uma alimentação vegetariana, pois também é rico em cálcio.

**Como usar.** Os flocos de amaranto são consumidos em sucos, sopas, bolos, pratos com grãos e também como farinha, podendo ser associados à farinha integral.

**Indicações.** Vegetarianos, crianças, idosos, gestantes e pessoas com deficiências no fígado ou no baço.

### Arroz integral

O arroz integral tem sabor doce e é um dos alimentos mais ricos da atualidade. Além de tonificar a energia, ele nutre os cinco órgãos vitais (*zang*) e favorece as funções dos rins (*shèn*), promovendo vitalidade para o corpo, a mente (*shén*), o cérebro e a medula (*sui*) e melhorando as doenças degenerativas. O arroz integral também favorece a produção de sangue (*xue*) e tonifica o coração (*xin*), sendo indicado para casos de convalescença ou de depressão pós-parto.

**Como usar.** Cozido, nas mais diversas receitas.
**Indicações.** Depressão, diarreia, náuseas, diabetes, verminose, obesidade, anemia e desintoxicação.

## Aveia

A aveia tem sabor doce e natureza morna. É um grande tônico de *qi* e *xue*, que atua principalmente em estados de fraqueza, tranquiliza o sistema nervoso, age no sistema reprodutivo e dispersa a umidade. Também beneficia o metabolismo e suas fibras estimulam os intestinos, prevenindo a constipação intestinal.

**Como usar.** Os flocos secos, triturados ou não, podem ser acrescentados em frutas, sopas, sucos, mingau, sobremesas e sopas.
**Indicações.** Debilidades em geral, constipação intestinal, arteriosclerose e obesidade.

## Centeio

O centeio tem sabor amargo e natureza neutra, sendo um grande aliado em condições de umidade patogênica. Contribui para a limpeza do organismo, favorecendo as funções do fígado (em situações de estase do *qi*), e limpa as artérias. É o componente do pão preto, uma boa opção para quem quer se sentir nutrido.

**Como usar.** Os grãos podem ser consumidos em sucos, frutas, pasta de vegetais e nos mais variados pratos.
**Indicações.** Debilidades, obesidade, fraqueza dos ossos e nas unhas e arteriosclerose.

## Cevada

A cevada tem sabor doce e natureza fresca. A cevada integral é bastante nutritiva e grande aliada no fortalecimento do organismo, pois favorece a formação de sangue, promove fluidos em estados de secura (pele e boca seca) e estimula as funções do baço e do estômago.

**Como usar.** Cozida, nos mais variados pratos (quentes ou frios).
**Indicações.** Retenção urinária, sudorese, inflamações e condições de debilidade e secura.

## Milho-verde

O milho-verde tem sabor doce e natureza neutra. Tonifica o *qi*, beneficia o baço (*pi*) e a bexiga (*pang guang*), abre o apetite e reduz inchaços e edemas, sendo ideal para condições de umidade ou deficiência de *yang*.

**Como usar.** Cozido ou na forma de chá.
**Indicações.** Hipertensão, obesidade, edemas e cálculos renais e biliares.

# Painço

O painço tem sabor neutro e natureza fresca. É um grão pouco usado na culinária brasileira, mas muito útil, principalmente nas condições de calor interno. Sua natureza fresca favorece a desintoxicação, equilibrando as condições de acidez, comuns no consumo frequente de alimentos industrializados. Além disso, o painço hidrata a secura, comum em estados de queimação e menopausa.

**Como usar.** Cozido, como arroz integral ou mingau, podendo ser associado a diversas receitas e sementes oleaginosas.

**Indicações.** Hipertensão, obesidade, indigestão, diabetes, diarreia, desintoxicação e qualquer condição de calor interno.

# Quinoa

A quinoa tem sabor neutro e natureza morna. Desempenha ação anti-inflamatória e antioxidante, tonifica as funções (*yang*) dos rins e é ótima opção para vegetarianos, pois é rica em nutrientes e tem mais cálcio que o leite. Diminui os sintomas da tensão pré-menstrual (TPM) e as crises de enxaqueca. Pesquisas recentes relatam que a quinoa regula a glicemia.

**Como usar.** Como cereal, devendo ser cozida *al dente*. Pode ser associada aos mais diversos pratos.

**Indicações.** Vegetarianos, atletas e pessoas com osteoporose e deficiências de *yin* ou *yang*.

# Trigo

O trigo pode ter sabor doce, salgado e amargo. Como grão, fortalece os rins (*shèn*) e acalma a mente e o coração, sendo utilizado para instabilidade emocional, palpitações e insônia. Embora seja um alimento nutritivo, deve ser consumido em pequenas porções e com cautela, para não provocar reações alérgicas. Assim como a proteína texturizada de soja, o trigo que dá origem à farinha branca sofre muita alteração no processo industrial e, por isso, deve ser mantido integral.

**Como usar.** É comumente encontrado na forma de farinha e em diversos produtos, como bolos e pães.

**Indicações.** Depressão, insônia e palpitações.

# Leguminosas

As leguminosas fazem parte da nutrição integral do ser humano e, na pirâmide alimentar asiática, encontram-se bem perto da base, podendo ser consumidas diariamente.

As leguminosas são ricas em proteínas e podem substituir o consumo de carnes (que estão no topo da pirâmide), quando consumidas com frequência. Além de nutritivas, elas saciam a fome, favorecem as funções cognitivas, como a memória, e contribuem para o bom funcionamento dos rins (*shèn*). São aliadas na eliminação de líquidos residuais, favorecem as pessoas com sobrepeso e fortalecem a deficiência de *yang*.

## Ervilha

A ervilha tem sabor doce e natureza neutra. Age no baço (*pi*) e no estômago (*wei*), harmoniza a digestão e tem efeito diurético. Sua natureza fresca melhora a diarreia e o mal-estar causado pelo calor interno. Deve-se evitar as opções de ervilha enlatada, que contêm muito sódio, dando preferência à ervilha encontrada a granel ou congelada, que é mais fresca.

**Como usar.** Cozida nos mais diversos pratos.
**Indicações.** Indigestão, edemas, diarreia e gastrite.

## Feijões

Existem diversos tipos de feijão, e muitas pessoas não os digerem bem, o que pode ser evitado com o preparo adequado de cada um. É importante deixar os feijões de molho da noite para o dia e eliminar a água em que eles foram mergulhados, para que não gerem gases ou alergias. Pessoas que sofrem dessas condições também podem dar preferência ao feijão-azuqui ou às lentilhas, que são mais fáceis de digerir do que os demais feijões, como a soja. Ainda assim, basicamente todos tonificam o *qi* e fortalecem diretamente o baço (*pi*), o estômago (*wei*) e os rins (*shèn*).

**Como usar.** Cozido, associado aos mais diversos pratos.
**Indicações.** Os feijões eliminam estagnações, melhoram o cansaço, removem o calor, estimulam os movimentos peristálticos e promovem a diurese, eliminando inchaços. O feijão-*azuqui*, em especial, auxilia na desintoxicação do organismo e é benéfico para quem sofre de má circulação, cólicas menstruais ou qualquer tipo de estase de sangue (*xue*).

## Feijão-azuqui

O feijão-azuqui tem sabor doce e natureza neutra. Deve ser utilizado em momentos de desintoxicação, pois elimina calor, torna o corpo alcalino, dispersa a estagnação de sangue e é diurético.

**Como usar.** Cozido, associado aos mais variados pratos.
**Indicações.** Edemas, intoxicação, sobrepeso, diarreia, leucorreia, candidíase e dores provenientes de acúmulos (condição de excesso).

## Feijão-preto

O feijão-preto tem sabor doce e natureza morna. Favorece o sangue e as funções renais e reprodutivas e promove os fluidos.

**Como usar.** Cozido, associado aos mais variados pratos.
**Indicações.** Edemas, menopausa, fraqueza na coluna, infertilidade, cansaço e debilidades em geral.

## Fava

A fava tem sabor doce e natureza neutra. Assim como os demais feijões, também é benéfica aos rins (*shèn*) e favorece a eliminação de líquidos, melhorando o edema.

**Como usar.** Cozida nos mais diversos pratos.
**Indicações.** Edema, diarreia e nefrite.

## Grão-de-bico

O grão-de-bico tem sabor doce e natureza neutra. Muito utilizado na culinária do Oriente Médio, é boa fonte de ferro e favorece os rins, o pâncreas, o coração e o fígado.

**Como usar.** Cozido nos mais diversos pratos. O patê de grão de bico (húmus) é uma excelente substituição ao uso da margarina e do requeijão.
**Indicações.** Anemia e fraqueza.

> O colesterol é uma substância fabricada pelo fígado, portanto existente em animais e seres humanos. Entre suas funções, contribui para a formação de hormônios, inclusive os sexuais. O colesterol flui pela corrente sanguínea por meio da ação das lipoproteínas, chamadas de LDL, HDL e VLDL.
>
> O LDL transporta o colesterol para os tecidos, o VLDL transporta triglicerídeos e o HDL tira o colesterol dos tecidos e os leva ao fígado. Quando a alimentação é muito rica em gorduras, o LDL aumenta e pode se acumular nas paredes dos vasos sanguíneos, comprometendo a circulação, o que pode gerar doenças coronárias e aterosclerose.
>
> É importante que haja colesterol no organismo, e não há problema em consumir produtos que contenham colesterol, como os ovos. O cuidado deve estar no consumo frequente de alimentos gordurosos que irão aumentar a produção do colesterol ruim.
>
> Médicos e nutricionistas alegam que 75% do colesterol ruim é de origem endógena e 25% é de origem exógena, ou seja, alimentação. O estresse, por exemplo, agita a circulação de sangue e desequilibra as funções hepáticas; por isso, o indivíduo pode ter colesterol alto mesmo comendo bem.
>
> O colesterol alto pode ser corrigido com alimentação saudável, baseada em alimentos integrais, ovos e peixes, e também em alimentos com ação antioxidante, que combatem os radicais livres. Os melhores aliados na redução do colesterol são as *leguminosas*, que têm colina, componente da lecitina, e as *sementes*, que, além de protegerem os neurônios, em sua maioria são ricas em ômega 3, ácido que promove a limpeza das artérias, encontrado na linhaça, na chia e na quinoa.
>
> Vale investir também no óleo de cártamo, nos derivados da soja, nos vegetais verdes e nas algas, como a espirulina. Exercícios físicos também são fundamentais para a circulação sanguínea, pois favorecem as funções do fígado e a fluidez do *qi*, impedindo as estagnações, além de contribuir para a administração do estresse.

## Lentilha

A lentilha tem sabor doce e natureza neutra. Favorece os rins (*shèn*) e o coração (*xin*), melhora a circulação e aumenta a vitalidade.

**Como usar.** Cozida nos mais diversos pratos.
**Indicações.** Anemia e fraqueza.

## Soja

A soja tem sabor doce e natureza fresca, que melhora as condições de calor e desintoxica o organismo. É benéfica ao baço, aos rins e ao cérebro, e sua ação diurética favorece edemas. Seus benefícios são encontrados não somente nos grãos, mas principalmente em seus derivados, como tofu e missô. A proteína texturizada de soja (PTS) não é indicada, pois passa por um processo industrial no qual perde seus nutrientes.

**Como usar.** Grãos cozidos, missô em pasta e tofu.
**Indicações.** Edema, emagrecimento, menopausa, fraqueza muscular.

# Verduras, brotos e frutas

Os vegetais são parte essencial da dietoterapia chinesa e são facilmente encontrados em todos os lugares do Brasil, que, por ser um país tropical, oferece excelente diversidade na agricultura.

É importante dizer que a agricultura natural e orgânica vem crescendo nos últimos anos e deve ser incentivada. Por melhor que seja um alimento natural, se ele não for cultivado de maneira saudável, também pode desencadear desequilíbrios no organismo, seja por meio de parasitas, seja pela presença de metais pesados e fertilizantes químicos, que não fazem bem ao organismo. Ao consumir produtos orgânicos, a nutrição torna-se mais segura, saudável e saborosa.

Os grãos, em especial, devem ser associados aos demais vegetais para nutrir o indivíduo de maneira mais completa. Enquanto os grãos nutrem, os vegetais podem limpar as toxinas e renovar o sangue.

A cor verde da maioria dos vegetais deve-se à presença da clorofila, pigmento que tem ações muito importantes, pois contribui para a remoção de toxinas e calor interno, cessa o crescimento de bactérias no interior, favorece a renovação celular, impulsiona os intestinos, favorece o funcionamento do fígado e da vesícula biliar e torna o corpo alcalino.

Uma dúvida comum é em relação ao cozimento e à necessidade de vegetais crus. Tradicionalmente, os chineses não veem com bons olhos os alimentos crus; entretanto, eles são indicados com base em uma lógica muito simples e prática. A visão dos orientais acerca da digestão é muito importante, uma vez que o *qi* é o resultado do processo digestivo. O estômago é como um caldeirão que precisa receber a quantidade de calor exata para maturar os alimentos. Por isso, alimentos cozidos facilitam a maturação e transformação dos alimentos em energia, ao passo que alimentos crus demandam maior energia do organismo para serem transformados. Em longo prazo, isso pode debilitar as funções do sistema estômago-baço-pâncreas.

Em indivíduos saudáveis, a transformação dos alimentos em energia é um processo tranquilo. A digestão é fácil, porém, em indivíduos debilitados, o metabolismo é lento, e consumir alimentos crus é uma proposta que pode enfraquecê-los. Por isso, na visão da dietoterapia chinesa, os alimentos em geral devem ser consumidos cozidos, a fim de preservar as funções energéticas dos órgãos, ideal para condições de deficiência (debilidade de algum órgão interno). Nesse estado, o organismo precisa de estímulo; assim, alimentos mornos e cozidos facilitam a digestão e são mais fáceis de serem absorvidos, dando espaço para a recuperação da saúde dos órgãos. Eles facilitam, sobretudo, o transporte de nutrientes e são úteis ao organismo.

Para não perder os nutrientes, a refeição deve ser diversificada e cozida em tempo e modo apropriados. O alimento deve ser picado e separado cozido, conforme suas partes. Segundo Pitchford (1993), vegetais cozidos em tempo apropriado preservam 90% dos nutrientes. Cozinhar no vapor também ajuda bastante, e os alimentos aquecidos levam calor para o interior, por isso também são mais indicados para as deficiências de *yang*, que acompanham cansaço frequente, respiração curta, corpo e extremidades frias, palidez, diarreia e desânimo.

Já os vegetais crus são ideais para condições de excesso, como visto no Passo 5 – Remova os Excessos. O excesso, como o nome diz, traduz uma condição em que há acúmulo, resíduos ou toxinas que impedem o fluxo suave do *qi* e do sangue ao longo do corpo, atrapalhando o funcionamento adequado dos órgãos e, principalmente, das vísceras. Dessa maneira, os alimentos crus são aliados na desintoxicação e eliminação de fatores patogênicos, em especial o calor e a umidade, que muitas vezes se alojam no fígado e no estômago, dando origem a diversas doenças.

É fácil observar as diferenças nas pessoas. Indivíduos com deficiência de *yin* estão mais propensos ao calor e dão preferência aos alimentos crus, e indivíduos com propensão ao frio e deficiência de *yang* dão preferência aos alimentos cozidos.

Portanto, alimentos cozidos são melhores para estados de deficiência, enquanto alimentos crus são bons para excesso e condições agudas, porque, em curto prazo, eles não desgastam o organismo.

Igualmente importante é escolher os vegetais da época e dar preferência aos alimentos orgânicos de sua região. Os brotos carregam a essência dos vegetais e são de fácil digestão, entretanto, devem ser consumidos moderadamente por aqueles que sofrem de doença crônica ou frio interno, em geral os idosos, sendo ideais para pessoas com muitas atividades, como os jovens adultos.

## Abóbora

A abóbora tem sabor doce e natureza morna. É muito benéfica ao trato digestivo e às funções do baço (*pi*) e do pâncreas. Também tonifica o *yang* dos rins, melhora a vitalidade geral do corpo e estimula a circulação sanguínea, dispersando dores. A abóbora é muito importante em quadros de obesidade e diabetes, pois ajuda a regular o açúcar no sangue. Além disso, melhora a função dos rins, favorecendo sua atuação dentro da formação do *qi*, e assim beneficia os que sofrem de asma.

**Como usar.** Cozida ou assada nas mais diversas receitas.

**Indicações.** Asma, obesidade, diabetes, anemia, edemas e hipoglicemia.

## Acelga

A acelga tem sabor amargo e natureza fria. Beneficia o coração (*xin*), levando a energia de cima para baixo, umedece e regula o intestino delgado (*xiao chang*) e acalma agitações típicas da deficiência de sangue (*xue*). Estudos recentes apontam que a acelga também beneficia o pâncreas, sendo indicada para o controle do diabetes.

**Como usar.** Folhas cruas ou levemente cozidas.
**Indicações.** Diabetes, agitação e constipação intestinal.

## Agrião

O agrião tem sabor picante, amargo e levemente doce. Atua nos pulmões (*fei*), refrescando o organismo e favorecendo a formação do *qi*, e é muito benéfico para as vias respiratórias, sendo indicado para estados de gripe acompanhados de dor de garganta e tosse. A ação umidificadora e picante do agrião reduz os efeitos tóxicos do cigarro, e seu suco pode limpar o organismo e purificar o sangue.

**Como usar.** Cru, em saladas ou sucos.
**Indicações.** Desintoxicação, gripes, resfriados, tosse, condições de secura, câncer, dermatites e alergias.

## Aipo

O aipo tem natureza fresca e sabor amargo e doce. Atua nos pulmões (*fei*) e no baço (*pi*), tonificando o *qi* geral do corpo, e remove a umidade e o calor em condições de inflamação e infecção urinária. É um grande aliado para secar umidade patogênica e deve ser inserido em qualquer dieta para redução de peso.

**Como usar.** Cru, nas condições de calor, e cozido, nas condições de umidade patogênica.
**Indicações.** Hipertensão, obesidade, gota, reumatismo, infecções, inflamações, acnes e dermatites.

## Alcachofra

A alcachofra tem sabor doce e natureza neutra. Beneficia os pulmões (*fei*) e o sistema baço-pâncreas, estimulando a produção de insulina, sendo indicada para diabetes.

**Como usar.** Cozida, nos mais diversos pratos.
**Indicações.** Diabetes, doenças hepáticas, sobrepeso e arteriosclerose.

## Alface

A alface tem sabor doce e amargo e natureza fresca e *yin*, por isso beneficia o coração (*xin*) e acalma a mente (*shén*). Também melhora inchaços, limpa o calor patogênico, trata distúrbios urinários e é diurética.

Passo 7 ❖ Escolha os Alimentos Adequados   **65**

**Como usar.** Folhas cruas, em saladas, sucos ou chás.
**Indicações.** Cistite e infecções urinárias, agitação e ansiedade, edemas e condições de umidade patogênica.

## Alho

O alho tem natureza morna e sabor picante e morno. É um potente bactericida, que atua nos pulmões (*fei*), expulsando fatores patogênicos, utilizado especialmente nos casos de resfriados e gripes, com efeito analgésico. Sua natureza morna aquece o interior, dispersa o frio e mobiliza as estagnações do *qi*, ou seja, dispersa dores e acúmulos, desintoxica e limpa o organismo. Age também no tubo digestivo, harmonizando a digestão e beneficiando o estômago (*wei*) e o intestino grosso (*da chang*). O maior benefício do alho encontra-se ao consumi-lo cru.

**Como usar.** Descascado, podendo ser consumido cru, grelhado ou assado, em pratos ou chás.
**Indicações.** Eliminação de parasitas, leucorreia, gripes, resfriados, edemas e doenças de frio.

## Alho-poró

O alho-poró tem natureza morna e sabor picante e doce. Sua ação é similar à do alho, mas ele tonifica o *yin* dos rins (*shèn*), nutrindo as estruturas e removendo o calor interno, a agitação e as debilidades ósseas, da coluna e do cérebro. O alho-poró também mobiliza o sangue (*xue*), e seu efeito adstringente elimina a umidade patogênica (*shi*).

**Como usar.** Cozido ou assado, nos mais diversos pratos.
**Indicações.** Osteoporose, dores e condições de calor e umidade patogênica.

## Aspargo

O aspargo tem sabor amargo e natureza fria. A direção descendente do aspargo auxilia a eliminação de calor e umidade patogênica, o que o torna diurético. Umedece o organismo, sendo benéfico para o fígado, os rins e o sistema cardiovascular, e favorece as mulheres que sofrem com menstruação dolorosa e irritabilidade.

**Como usar.** Cozido ou refogado.
**Indicações.** Menstruação, tensão pré-menstrual, hipertensão, mau humor, arteriosclerose e congestão pulmonar.

## Azeitona

A azeitona tem natureza fresca e sabor doce e amargo. Hidrata os pulmões (*fei*), umedece o organismo e estimula a produção de fluidos, por isso seu consumo deve ser moderado, principalmente para quem está com sobrepeso e quadros de umidade patogênica. O óleo de oliva é muito mais benéfico para o organismo do que a azeitona.

**Como usar.** Cozida, nos mais variados pratos.
**Indicações.** Condições de calor e secura, como pele, boca e garganta seca.

## Bardana

A bardana tem natureza neutra e sabor doce e amargo. Embora não tenha gosto salgado, tem a propriedade de estimular o *yin* dos rins (*shèn*) e, assim, promove o aumento de hormônios sexuais e melhora a libido e a vitalidade. É muito nutritiva, melhora estados de fraqueza e debilidade e auxilia na limpeza do sangue, especialmente em estados de calor, como prurido, alergias, acne e furúnculos.

**Como usar.** Descascada, fatiada e cozida, podendo ser associada a diversos pratos.
**Indicações.** Todos os processos de desintoxicação, perda da libido, debilidades, osteoporose, dermatites, acne e alergias.

## Batata

A batata tem sabor doce e natureza levemente fria. Atua no baço (*pi*) e no estômago (*wei*) e, por ser de natureza *yin*, auxilia na aquietação da mente e do espírito. A batata assada tonifica o *qi*, dispersa o calor e desintoxica, sendo indicada nos casos de úlceras e inflamações.

A batata pertence à família das solanáceas e tem propriedades levemente tóxicas, que só são neutralizadas com o cozimento, mantendo a casca. Batatas fritas devem ser evitadas.

Um bom substituto para a batata é o inhame, que deve ser usado por pessoas em condição de umidade patogênica e obesidade.

**Como usar.** Cozida ou assada, preferencialmente com a casca, nos mais variados pratos.
**Indicações.** Inflamações e todas as condições de calor. Deve ser evitada em condições de umidade patogênica.

## Batata-doce

A batata-doce tem sabor doce e natureza fresca. Age no baço (*pi*), nos intestinos e nos rins (*shèn*). Diferente da batata comum (inglesa), a batata-doce é ainda melhor para o organismo, pois sua natureza *yin* promove a nutrição geral do corpo, fortalece o *q* e o sangue (*xue*), melhora a digestão e fortalece a pessoa em períodos de fraqueza ou magreza, sendo muito utilizada por atletas. É um alimento essencial nas condições de diabetes e tonifica as funções do baço (*pi*) e do pâncreas.

**Como usar.** Cozida ou assada.
**Indicações.** Atletas, lactantes e pessoas com anorexia, debilidade, diabetes, obesidade ou atrofia muscular.

## Berinjela

A berinjela tem natureza fresca e sabor doce e amargo. Atua no estômago (*wei*), no fígado (*gan*) e no coração (*xin*). Sua natureza fresca dispersa o calor e refresca o sangue e reduz os sangramentos e acúmulos. Além disso, a berinjela mobiliza a energia para baixo, acalmando a mente (*shén*) e diminuindo as frustrações acumuladas no fígado (*gan*).

**Como usar.** Cozida ou assada, nos mais diversos pratos.

**Indicações.** Hemorragias, transpiração noturna, hiperidrose e cólicas menstruais.

## Beterraba

A beterraba tem sabor doce e natureza neutra. Tonifica o baço (*pi*), beneficia a digestão, favorece a formação de *qi* e de sangue (*xue*), lubrifica os intestinos, aquieta o espírito, melhora o cansaço e dispersa a umidade patogênica (*shi*).

**Como usar.** Crua ou cozida, em sucos ou salada.

**Indicações.** Menstruação, amenorreia, menopausa, constipação intestinal, anemia e fraqueza.

## Brócolis

Os brócolis têm sabor doce e amargo e natureza fresca, atuando no baço (*pi*) e na bexiga (*pang guang*). Sua natureza ligeiramente amarga tem ação descendente, o que auxilia na dispersão de calor e é ideal para melhorar ansiedade, agitação, cistites, alergias e todos os estados de inflamação.

**Como usar.** Cozido, nos mais variados pratos.

**Indicações.** Condições de calor e secura, principalmente as que acometem a pele.

## Brotos

Os brotos, como alfafa, bambu, feijão e soja, têm sabor doce e amargo, conservam a essência da planta e são de natureza fresca. Nesse sentido, dispersam o calor e a mucosidade, devendo ser usados em condições de excesso. São muito nutritivos e tonificam o *yin* dos rins (*shèn*) e do coração (*xin*).

**Como usar.** Brotos ao natural ou cozidos em sopas e caldos.

**Indicações.** Condições de excesso, como calor e secura, principalmente após a menopausa.

## Cará

O cará tem sabor doce e ácido. É um tubérculo muito nutritivo para o organismo, que fortalece as funções do baço (*pi*), beneficia a digestão e tonifica o *qi* e o sangue (*xue*). Também ajuda na melhora do cansaço, da letargia, da fadiga crônica e de quadros pós-hemorragia. Além disso, fortalece a essência nos rins (*shèn*), nutrindo o *yin* e o *yang* do corpo.

**Como usar.** Cozido, em caldos e ensopados.
**Indicações.** Debilidades, cansaço e pós-operatório.

## Cebola

A cebola tem natureza morna e sabor picante e levemente doce. Age nos pulmões (*fei*), auxiliando na melhora das debilidades respiratórias, nutre o sangue (*xue*), beneficia o fígado (*gan*) e os olhos e melhora cefaleias. A natureza morna da cebola estimula a circulação sanguínea e beneficia o coração (*xin*) e os vasos (*xue mai*). É muito indicada para dores articulares e reumatismo por invasão de vento frio e umidade patogênica.

**Como usar.** Crua em saladas ou para temperar pratos quentes.
**Indicações.** Reumatismo, gripes, resfriados, cefaleias, mucosidade e distúrbios visuais.

## Cebolinha

A cebolinha tem sabor levemente picante e natureza morna. Auxilia pessoas que sofrem de deficiência de *yang* e age principalmente nos pulmões (*fei*), favorecendo a abertura dos poros em estados de gripe, para regular o organismo.

**Como usar.** Picada em sopas ou como ingrediente de pratos quentes.
**Indicações.** Doenças respiratórias e renais, cansaço e edemas.

## Cenoura

A cenoura tem sabor doce e natureza neutra. Fortalece o baço (*pi*), tratando de todas as disfunções que o envolvem, como indigestão, disenteria, anorexia e fraqueza. Também contribui para a nutrição e a limpeza do sangue (*xue*), sendo uma grande aliada do corpo. Além disso, a cenoura fortalece as funções dos pulmões (*fei*), aumentando a defesa e a resistência do organismo, tem ações anti-inflamatória e antialérgica e beneficia a pele.

**Como usar.** Crua ou cozida nos mais variados pratos. Também pode ser consumida crua, em condições de excesso, para a desintoxicação e a purificação do sangue.
**Indicações.** A cenoura deve ser cozida quando se deseja atuar em tonificação, favorecendo as funções do baço (*pi*), mas, para limpeza e desintoxicação, deve ser consumida crua.

## Chicória

A chicória tem sabor amargo e natureza fresca. Atua no coração (*xin*) e promove sensação de bem-estar e tranquilidade, acalmando a mente (*shén*). Também dispersa o calor, refresca a sede, remove toxinas e estimula o trânsito intestinal.

**Como usar.** As folhas são comumente refogadas.
**Indicações.** Constipação intestinal, redução de peso e ansiedade.

# Chuchu

O chuchu tem natureza fresca e sabor doce. Sua natureza melhora a sede e a secura. Age no baço (*pi*), tonificando o *qi*, beneficia o fígado (*gan*) e umedece, contribuindo para o bom movimento das articulações e dos tendões. É utilizado principalmente para tratamento de deficiência do *yin*, a qual provoca artrite e artrose.

**Como usar.** Cozido ou assado, nos mais diversos pratos.
**Indicações.** Artrite, artrose e condições de secura com deficiência de *yin*.

# Cogumelos

Os cogumelos têm sabor doce e levemente ácido. Há muitos tipos de cogumelos e todos atuam no fígado (*gan*), melhorando as estagnações de sangue (*xue*) e o colesterol e prevenindo arteriosclerose. São indicados também para reduzir o calor tóxico provocado pelo consumo excessivo de carne. Os cogumelos conservam muita energia; portanto, fortalecem o sangue (*xue*) e os rins (*shèn*), nutrindo o *yin* e o *yang* geral do corpo, que são a base para a nutrição de todos os órgãos internos.

O *shitake*, em especial, é indicado para artrite reumatoide, melhora estados de fraqueza oriundos da quimioterapia e impulsiona o sistema imunológico contra o câncer.

**Como usar.** Ferver por 3 min e, em seguida, refogar rapidamente.
**Indicações.** Câncer, arteriosclerose, desintoxicação.

# Couve

A couve tem natureza morna e sabor doce e levemente ácido. Favorece o fígado (*gan*), tem ação desintoxicante e é muito usada como ingrediente em sucos, para limpeza do sangue e do organismo. Também beneficia o estômago (*wei*) e os pulmões (*fei*) e estimula o metabolismo, levando a energia para baixo, o que favorece o trânsito intestinal.

**Como usar.** Deve ser usada crua em saladas, como suco em condições de excesso, para a limpeza do organismo, ou refogada, para fortalecer e tonificar o estômago.
**Indicações.** Gastrite, constipação intestinal, úlceras, congestão e má digestão.

# Couve-flor

A couve-flor tem natureza neutra e sabor amargo e doce. Atua no coração (*xin*), levando a energia do centro para fora, tem ação umectante e sua natureza fresca diminui a sede.

**Como usar.** Cozida, podendo ser associada aos mais diversos pratos.
**Indicações.** Desintoxicação e condições de secura.

# Espinafre

O espinafre tem natureza neutra e sabor doce e ácido. Beneficia os cinco órgãos (*zang*), nutre o sangue (*xue*) e elimina o calor, favorecendo o fígado (*gan*). Também estimula os intestinos e umedece a secura, sendo utilizado em sensações de calor.

# 70 Saúde e Longevidade na Mesa

**Como usar.** Cru ou refogado, associado aos mais variados pratos.
**Indicações.** Constipação intestinal, pós-menopausa, olhos e pele seca, doenças de pele e alergias, desintoxicação, diabetes e edemas.

## Gengibre

O gengibre tem natureza morna e sabor picante. Atua nos pulmões (*fei*), no baço (*pi*) e no estômago (*wei*) e beneficia quem sofre de cólicas menstruais ou infertilidade por frio no útero. O gengibre seco melhora o enjoo e os vômitos decorrentes do frio no estômago. A natureza quente do gengibre é boa para estados de frio, de acúmulo e de estagnações de sangue (*xue*), provocadas por frio patogênico, situação comum de quem sofre de reumatismo. O gengibre também atua de maneira muito benéfica no metabolismo lento, pois fortalece e tonifica o *yang*, favorecendo e acelerando a digestão. Nesse caso, é importante utilizá-lo fresco.

Quando há hiperatividade, o consumo da erva é indicado para acalmar a ansiedade. Em estados de gripe, deve ser ingerido em forma de chá e associado ao mel, para beneficiar o corpo e eliminar o calor pela transpiração. Entretanto, seu uso não é indicado em casos de hipertensão, gastrite e alergias, pois agrava o calor interno comum nesses estados.

**Como usar.** Seco, associado a chás ou ensopados, para as condições de frio; ou fresco, para acelerar a digestão e eliminar resíduos.
**Indicações.** Indigestão, enjoos, vômitos, indisposição, obesidade e lassitude.

## Goji berry

O *goji berry* tem natureza neutra e sabor doce. É um fruto que vem ganhando espaço nas lojas de produtos naturais em todo o mundo, pois é um grande tônico e muito benéfico. Nutre o *yin* dos rins (*shèn*), fortalecendo toda a estrutura corporal, e tonifica o *yang*, melhorando estados de cansaço, indisposição e impotência. Além disso, o *goji berry* atua no fígado (*gan*), melhora a visão e a sensação de vertigem, tem propriedades anti-idade e impulsiona o sistema imune.

**Como usar.** Esse fruto é vendido em sua forma seca, devendo ser adicionado a chás e sucos ou consumido como lanche.
**Indicações.** Distúrbios visuais, cansaço, indisposição, impotência e baixa imunidade. Para tanto, é importante consumir ao menos dez sementes ao dia.

## Hortelã

A hortelã tem sabor picante e natureza fresca. Atua nos pulmões (*fei*) e no intestino grosso (*da chang*). Sua ação refrescante beneficia as vias respiratórias, dispersa edemas, melhora espasmos e favorece a eliminação de resíduos, sendo indicada para todos os estados de calor.

**Como usar.** As folhas podem ser usadas frescas, em saladas ou sucos, ou secas, em chás ou no preparo de refeições.

**Indicações.** Menopausa, tensão pré-menstrual, mau hálito, infecções, aftas, herpes, eczemas, furúnculos, gripes, cefaleias, flatulências e pruridos em geral.

## Inhame

O inhame tem sabor doce e natureza fresca e é muito benéfico para o organismo. Age no baço (*pi*), fortalecendo o aquecedor médio (*zhong jiao*), estimula a imunidade e fortalece os indivíduos que sofrem de constituição fraca. Também elimina a umidade, favorece a lactação, limpa e revigora o sangue (*xue*), desintoxica o organismo, interrompe a diarreia e melhora o cansaço, podendo ser consumido regularmente em estados de grande estresse.

**Como usar.** Descascado, cozido ou assado.

**Indicações.** Anemia, fraqueza, obesidade, estresse, lactação e debilidades em geral.

## Mostarda

A mostarda tem sabor picante e natureza neutra. As folhas de mostarda agem nos pulmões (*fei*) e descongestionam o tórax e a circulação do *qi*. Também são úteis para resfriados com presença de muco esbranquiçado (condição de frio).

**Como usar.** Crua ou refogada.

**Indicações.** Gripes, resfriados, doenças respiratórias, condições de frio e deficiência de *yang*.

## Nabo

O nabo tem natureza fresca e sabor doce e amargo. Age no coração (*xin*) e acalma o *yang*, melhorando a condição de calor interno e fogo patogênico.

**Como usar.** Cru, ralado ou fatiado em saladas.

**Indicações.** Inflamações e estados de grande inquietação.

## Nirá

O nirá tem natureza morna e sabor picante e levemente doce. Age nos pulmões (*fei*), nos rins (*shèn*) e no baço (*pi*). O nirá tonifica o *yang* geral do corpo, contribuindo para as funções renais e estimulando a digestão, as funções orgânicas e a produção de *qi*, o que melhora a vitalidade do corpo. Além disso, estimula o vigor sexual, inibindo a impotência e a frigidez.

**Como usar.** As folhas podem ser usadas cruas ou refogadas e também como tempero de diversos pratos.

**Indicações.** Perda ou falta de libido, fraqueza, cansaço e condições de deficiência de *yang*, especialmente dos rins (*shèn*).

### Pepino

O pepino tem natureza fria e sabor doce. Age nos rins (*shèn*), no estômago (*wei*), no intestino delgado (*da chang*) e nos pulmões (*fei*). Sua natureza refrescante melhora estados de calor interno, inquietação e infecções, e o suco de pepino beneficia a pele em queimaduras de verão. Auxilia na limpeza dos intestinos. Ele resfria o corpo, portanto, deve ser utilizado com moderação, especialmente em casos de intoxicação.

**Como usar.** Cru, em saladas ou sucos.
**Indicações.** Infecção urinária, gengivite, prurido, colite, acnes, herpes, hiperidrose, insônia, menopausa, intoxicação e desintoxicação.

### Pimentão

O pimentão tem natureza morna e sabor doce e picante. Atua nos pulmões (*fei*), no baço (*pi*) e no estômago (*wei*). O pimentão é utilizado para estagnações de sangue (*xue*), como em casos de cólicas menstruais. Ele beneficia também a circulação sanguínea, favorecendo o coração (*xin*).

**Como usar.** Cru ou cozido, nos mais variados pratos.
**Indicações.** Cólicas menstruais por acúmulo de frio, obesidade e falta de apetite.

### Quiabo

O quiabo tem natureza fresca e sabor doce e amargo. Age nos pulmões (*fei*), no coração (*xin*) e nos intestinos. Sua ação refrescante ameniza o calor, levando-o para os intestinos; por isso, ele é muito indicado para eliminar muco, eventualmente encontrado nos pulmões. Assim, o quiabo expele as secreções que acompanham tosse e asma.

**Como usar.** Cozido, nos mais diversos pratos.
**Indicações.** Doenças pulmonares.

### Rabanete

O rabanete tem natureza fresca e sabor amargo. Age nos pulmões (*fei*), sendo benéfico para todas as doenças respiratórias, e elimina calor, sendo útil na desintoxicação.

**Como usar.** Cozido, nos mais diversos pratos.
**Indicações.** Doenças pulmonares, cálculos biliares, doenças de pele com presença de calor e desintoxicação.

### Repolho

O repolho tem natureza morna e sabor doce, ácido e levemente picante. Nutre o baço (*pi*), o fígado (*gan*) e os intestinos, favorece a digestão, umedece as mucosas e estimula os movimentos peristálticos. No fígado (*gan*), desintoxica o organismo se consumido cru.

**Como usar.** Cru, para limpeza do fígado, e refogado ou cozido, para fortalecimento.
**Indicações.** Doenças hepáticas, constipação intestinal, má digestão e metabolismo lento (fraqueza de baço).

## Salsa (salsinha)

A salsa tem natureza morna e sabor picante e amargo. Age nos rins (*shèn*), fortalece as adrenais e estimula a diurese, principalmente em infecções urinárias.
**Como usar.** Crua ou como tempero de diversos pratos.
**Indicações.** Doenças renais.

## Tofu

O *tofu*, queijo de origem vegetal, tem sabor neutro e ligeiramente doce. Sua ação refrescante melhora todos os estados de calor.
**Como usar.** Cru e fresco, para combater o calor, e frito ou salteado junto a pratos quentes, em condições de frio e deficiência de *yang*.
**Indicações.** Menopausa, insônia e condições de calor e secura.

## Tomate

O tomate tem natureza fresca e sabor doce e ácido. Age no fígado (*gan*), no estômago (*wei*) e no baço (*pi*) e tem propriedades antioxidantes, o que beneficia o fígado (*gan*). Também promove fluidos, melhora a secura, auxilia na digestão e é benéfico para o baço (*pi*), pois facilita a formação de sangue.
**Como usar.** Preferencialmente fresco, sem pele e sem sementes.
**Indicações.** Anorexia, má digestão, constipação intestinal, hipertensão e desintoxicação.

## Frutas

As frutas são parte essencial da alimentação e não devem ficar fora da dieta. Em geral, as frutas são de natureza refrescante, removem calor e toxinas e hidratam e favorecem a limpeza do organismo. Sua natureza *yang* favorece o funcionamento das vísceras, como os intestinos, estimulando os movimentos peristálticos. As frutas também têm frutose, um tipo de açúcar rapidamente absorvido pelo organismo.

O consumo das frutas é melhor do que o de sucos, mas ambos podem aumentar o índice de açúcar no organismo se consumidos em grande quantidade, resultando em umidade patogênica e formação de edema. Por isso, o equilíbrio e o cuidado devem ser constantes, devendo ser consumidas preferencialmente entre as refeições, nos lanches da manhã ou da tarde.

## Abacate

O abacate tem natureza fresca e sabor doce e ligeiramente ácido. Beneficia o fígado (*gan*) e os rins (*shèn*), e sua constituição *yin* favorece a hidratação, estimulando a nutrição das estruturas corporais, como o sangue, as vísceras, os ossos e os músculos.

**Como usar.** Ao natural, sem casca e sem caroço de maneiras diversas, desde saladas e molhos até pratos principais.
**Indicações.** Memória, constipação intestinal e condições deficiência de *yin*.

## Abacaxi

O abacaxi tem natureza fria e sabor ácido e doce. Beneficia o fígado (*gan*) e o baço (*pi*) e sua natureza fresca e adstringente dispersa os acúmulos, como a mucosidade. É utilizado para desintoxicar e facilitar a digestão, além de expelir mucosidade, ser diurético e refrescar o organismo.

**Como usar.** Preferencialmente ao natural. Com mel, lubrifica os pulmões de fumantes.
**Indicações.** Edemas, condições de calor, umidade e desintoxicação.

## Ameixa

A ameixa tem natureza fresca e sabor amargo e ácido. Sua natureza fresca age no coração (*xin*) e na bexiga (*pang guang*), acalmando o *yang* e limpando o calor presente no fígado (*gan*), como em quadros de cirrose. Além disso, facilita a digestão e a eliminação de resíduos pela urina e pelos intestinos.

**Como usar.** Em estado natural ou seca, em pratos diversos.
**Indicações.** Edemas, constipação intestinal, cirrose e desordens hepáticas. Não deve ser usada por pessoas com osteoporose, por ser inibidora de cálcio.

## Amora

A amora tem natureza fresca e sabor doce e amargo. Favorece a nutrição do *yin,* promove fluidos e facilita a formação de sangue (*xue*), beneficiando o fígado (*gan*) e o coração (*xin*).

**Como usar.** Em estado natural, em sucos ou chás.
**Indicações.** Insônia, menopausa, constipação intestinal e diabetes.

## Banana

A banana tem natureza fresca e sabor doce. Age no baço (*pi*), nos pulmões (*fei*) e nos intestinos. Sua natureza *yin* umedece os intestinos, sacia a sede, melhora as condições de secura interna, refresca o calor e dispersa toxinas. Também deve ser consumida por hipertensos, pois nutre o *yin* e ajuda na redução da pressão arterial.

**Como usar.** Ao natural.
**Indicações.** Hipertensão, constipação intestinal, cãibras e condições de secura.

## Caqui

O caqui tem natureza fria e sabor doce. Beneficia o coração (*xin*), o pulmão (*fei*) e o fígado (*gan*). Sua natureza *yin* resfria as funções do corpo, por isso, ele combate o calor interno e externo, acalma a sede e a mente, estimula a secreção biliar e contribui para a desintoxicação, favorecendo a eliminação de catarro.

**Como usar.** Ao natural. É melhor que não seja assado nem cozido, para que sua propriedade refrescante não seja perdida.
**Indicações.** Alcoolismo, debilidades respiratórias, câncer e mucosidade.

## Cereja

A cereja tem natureza morna e sabor doce. Atua no baço (*pi*), no estômago (*wei*), nos pulmões (*fei*), no coração (*xin*) e nos rins (*shèn*). É muito benéfica para o corpo, pois tonifica o *qi* e o sangue (*xue*). Além disso, sua natureza *yang* favorece a circulação sanguínea, melhora estados de dor, umedece o corpo e tonifica o organismo em estado de fraqueza.

**Como usar.** Fresca e ao natural.
**Indicações.** Anemia, má circulação, fraqueza e condições de deficiência de *yang*.

## Damasco

O damasco tem natureza neutra e sabor doce e ácido. É extremamente nutritivo, umedece a secura e estimula a produção de fluidos. Sua natureza morna estimula o *yang* do corpo, tonifica o *qi* e melhora os movimentos peristálticos, favorecendo a eliminação dos resíduos e a perda de peso.

**Como usar.** Ao natural ou seca.
**Indicações.** Anemia, constipação intestinal, obesidade, tosse e garganta seca.

## Figo

O figo tem natureza neutra e sabor doce e amargo. Hidrata os pulmões (*fei*), dispersando o calor em inflamações, favorece o baço (*pi*), estimulando o apetite, e tem ação desintoxicante. Sua natureza fresca produz fluidos, beneficia os intestinos e elimina a secura.

**Como usar.** Ao natural.
**Indicações.** Hemorroidas, rouquidão, vitiligo, lactação, constipação intestinal e doenças respiratórias.

## Goiaba

A goiaba tem natureza morna e sabor doce e ácido. Estimula as funções do baço (*pi*), eliminando a umidade, atua no aquecedor médio, favorece a perda de peso e diminui o colesterol ruim.

**Como usar.** Ao natural, em diversos pratos, ou na forma de sucos.
**Indicações.** Obesidade.

## Laranja

A laranja tem natureza fresca e sabor ácido e doce. É benéfica para o baço (*pi*), para o pulmão (*fei*) e para os intestinos. Abre o apetite e sua ação refrescante ameniza o calor interno, contribuindo para a formação de fluidos corporais. Além disso, beneficia os intestinos, estimulando os movimentos peristálticos.

**Como usar.** Ao natural, em diversos pratos, ou na forma de sucos.
**Indicações.** Náuseas, vômitos, constipação intestinal, má digestão, gripes e doenças respiratórias.

## Lichia

A lichia tem natureza morna e sabor doce e ácido. Hidrata e promove os fluidos, a renovação celular e a digestão, sendo uma aliada para quem quer perder peso.

**Como usar.** Ao natural.
**Indicações.** Anemia, obesidade, inflamações, tosse e garganta seca.

## Limão

O limão tem natureza fresca e sabor ácido. Beneficia especialmente o fígado (*gan*), pois sua ação adstringente dispersa estagnação do *qi* desse órgão, desintoxica o organismo e alivia a flatulência. Também atua nos pulmões (*fei*), eliminando muco, fleuma e secreções, e nas funções do baço (*pi*) e do estômago (*wei*), beneficiando a digestão. O limão ainda dispersa calor e umidade e tem propriedades bactericidas e anti-inflamatórias, favorecendo a cura de todo tipo de infecção.

**Como usar.** Ao natural, na forma de suco ou em chás.
**Indicações.** Condições de mucosidade e calor, infecções, inflamações e doenças hepáticas e respiratórias.

## Maçã

A maçã tem natureza fresca e sabor doce, ácido e amargo. Beneficia especialmente o coração (*xin*), pois acalma o *yang*, leva a energia de cima para baixo e, por isso, também acalma a mente (*shén*) e refresca o corpo. Também abre o apetite e favorece a eliminação de cálculos biliares. É indicada para redução de medidas em virtude da pectina, que dificulta a absorção de gordura e estimula a diurese, agindo do centro para fora.

**Como usar.** Ao natural, seca ou assada e em sucos desintoxicantes ou chás. Para favorecer o *yang*, deve ser associada à canela e ao cravo.

**Indicações.** Obesidade, hipertensão, arteriosclerose e colesterol alto.

## Mamão

O mamão tem natureza neutra e sabor doce e amargo. Tonifica o *qi*, beneficia o baço (*pi*), favorece a digestão e retira o calor provocado por estagnações de *qi* e *xue*. O pó das sementes de mamão também é conhecido por ser um vermífugo natural e pode ser utilizado para eliminação de parasitas.

**Como usar.** Ao natural ou na forma de sucos.

**Indicações.** Obesidade, constipação intestinal, cólicas menstruais e mucosidade.

## Manga

A manga tem natureza fria e sabor doce. Atua no baço (*pi*), no estômago (*wei*) e nos pulmões (*fei*), estimula o sistema imunológico e umedece o corpo.

**Como usar.** Ao natural, em diversos pratos, ou na forma de sucos.

**Indicações.** Estados de fraqueza, constipação intestinal, secura e doenças respiratórias.

## Melancia

A melancia tem natureza fria e sabor doce. Age no coração (*xin*), na bexiga (*pang guang*) e no estômago (*wei*), estimulando a produção de fluidos corporais (*jin ye*). Também elimina estados de calor interno e estimula a diurese. A semente de melancia, assim como todas as outras, carrega a essência dos vegetais e, por isso, tonifica os rins (*shèn*) e estimula as funções dos órgãos reprodutores.

**Como usar.** Ao natural ou na forma de suco.

**Indicações.** Infecções urinárias, edema, hipertensão, sede e constipação intestinal.

## Melão

O melão tem natureza fresca e sabor doce. Age no coração (*xin*), no baço (*pi*) e no estômago (*wei*). Sua natureza descendente ameniza o calor, favorece a diurese e dissolve cálculos formados por excesso de calor e umidade interna. Também é recomendado para secura, aftas, herpes e gastrite.

**Como usar.** Ao natural ou na forma de suco.

**Indicações.** Aftas, herpes, gastrite, colite e dermatite.

## Morango

O morango tem natureza fresca e sabor doce, ácido e amargo. Beneficia o coração (*xin*) e os vasos, reparando as artérias. O morango acalma o *yang* e a mente (*shén*), umedece os intestinos e estimula a diurese. É benéfico também para o fígado (*gan*) e o baço (*pi*), corrigindo a perda de apetite.

**Como usar.** Ao natural ou em sucos.
**Indicações.** Falta de apetite e debilidades urinárias.

## Pera

A pera tem natureza fresca, sabor doce e levemente ácido. Atua nos pulmões (*fei*) e no estômago (*wei*), estimula a produção de fluidos corporais (*jin ye*), dispersa o calor interno e umedece a secura.

**Como usar.** Para aproveitar suas propriedades e dispersar o calor interno, deve ser consumida fresca ou na forma de suco.
**Indicações.** Constipação intestinal, infecção, insônia, prurido, menopausa, dor de garganta e doenças respiratórias.

## Pêssego

O pêssego tem natureza fresca e sabor doce e ácido. Umidifica os pulmões (*fei*) e os intestinos, hidrata e promove fluidos. Sua ação adstringente é capaz de dispersar acúmulos no fígado (*gan*) e aliviar a pressão alta.

**Como usar.** Para aproveitar suas propriedades e umedecer o organismo, deve ser consumido fresco ou na forma de suco.
**Indicações.** Constipação intestinal com fezes ressecadas e secura na pele, na garganta e na boca.

## Pitanga

A pitanga tem natureza fresca e sabor doce e ácido. Age no fígado (*gan*), no baço (*pi*) e nos rins (*shèn*) e beneficia o *yin* e o sangue (*xue*), favorecendo os ossos e os olhos. Sua natureza refrescante ajuda a dispersar o calor interno e as toxinas, podendo ser usada também para desintoxicação do organismo.

**Como usar.** Ao natural.
**Indicações.** Osteoporose, olhos secos, menopausa e desintoxicação.

## Tâmara

A tâmara tem natureza neutra e sabor doce e nutre o *yin* e o fígado (*gan*). Tanto as tâmaras frescas quanto as secas são grandes tônicos energéticos, recomendadas para quem quer ganhar resistência.

Passo 7 ❖ Escolha os Alimentos Adequados    79

**Como usar.** Ao natural, para condições de calor interno ou secura, e desidratada, nas condições de frio e deficiência de *yang*.

**Indicações.** Sudorese noturna, menopausa, insônia e ansiedade.

## Tangerina

A tangerina tem sabor doce, ácido e amargo e natureza fresca, que beneficia os estados de secura. Também age nos pulmões (*fei*), umedece o organismo e estimula a circulação de energia (*qi*) ao longo do corpo.

**Como usar.** Ao natural.

**Indicações.** Dores articulares e doenças respiratórias.

## Uva

A uva tem natureza fresca e sabor doce e ácido. Estimula as funções dos pulmões (*fei*), do fígado (*gan*), dos rins (*shèn*) e do intestino delgado (*xiao chang*) e limpa e regenera o sangue (*xue*).

**Como usar.** Ao natural, com casca e sementes, ou em suco integral, de preferência orgânico.

**Indicações.** Artrite, anemia, tontura, doenças cardiovasculares, menopausa, menstruação, desintoxicação, mau humor, gestação, edemas e doenças do trato urinário.

## Sementes e castanhas

Na visão da Medicina Tradicional Chinesa, as sementes são de grande potencial energético, pois conservam a essência do vegetal e proporcionam ao ser humano muita vitalidade. Dizer que algo proporciona energia e vitalidade significa que o alimento tonifica o *qi* e favorece o funcionamento dos órgãos internos, o que é diferente de dizer que o indivíduo ficará desperto ou agitado.

Ricas em vitaminas e minerais, as sementes têm ácido linoleico e protegem os neurônios. Também tonificam os rins (*shèn*), lubrificam os intestinos, auxiliam em estados de constipação intestinal e melhoram estados de secura, hidratando o organismo em quadros de secura nos olhos e na pele e de mulheres na pós-menopausa. É importante dar preferência para consumi-las no período da tarde, ao qual pertence o movimento água (bexiga e rins), responsável pela essência energética do ser humano, cujos horários são entre 15 e 19 h.

As sementes, em sua maioria, são oleaginosas e de difícil digestão, por isso devem ser consumidas em pouca quantidade, até 30 g/dia. Em geral, elas combatem o cansaço e a fraqueza crônica, além de beneficiarem as articulações e os tendões. Na presença de muito muco ou edema, devem ser suspensas da dieta, até que esses sintomas cessem.

É importante comprar as sementes com a casca, pois, além de manter sua vitalidade, ela também as protege de fungos e bactérias.

As sementes podem compor diversos pratos, nas mais variadas receitas, e devem ser reservadas em recipientes de vidro, nunca de plástico.

Em especial, a chia, a linhaça e as nozes têm ômega 3, ácido graxo que auxilia o sistema imunológico e harmoniza a circulação sanguínea, reduzindo o colesterol e a pressão arterial. Com exceção do pinhão e do amendoim, as demais sementes têm natureza neutra e sabor doce, o que as torna aceitas pelo paladar brasileiro.

## Abóbora

A abóbora tem sabor doce (e salgado na casca) e natureza neutra. As sementes de abóbora agem nos intestinos e são úteis contra parasitas, atuando como vermífugos.

**Como usar.** Crua ou cozida, com ou sem casca.

**Indicações.** Constipação intestinal, parasitas, doenças renais, da próstata e bexiga.

## Amêndoas

As amêndoas têm sabor doce e natureza morna. Nutrem e hidratam os pulmões (*fei*), transformam a fleuma e lubrificam o intestino grosso (*da chang*), melhorando a constipação intestinal.

**Como usar.** Secas, preferencialmente sem sal.

**Indicações.** Doenças respiratórias e secura da pele, da garganta e dos lábios.

## Amendoim

O amendoim tem sabor doce e natureza neutra. Tonifica o baço (*pi*), favorece a eliminação de catarro, facilita a digestão e umedece a pele, prevenindo o envelhecimento. Também é indicado para deficiência de *yang* dos rins, com sinais de perda de libido e cansaço, mas seu uso deve ser moderado em condições de umidade patogênica, como edemas e sobrepeso. Sua ação morna leva calor para o corpo e, por ser uma semente, conserva muita energia.

**Como usar.** O consumo deve ser sem casca, preferencialmente sem sal, mas deve ser comprada com a casca.

**Indicações.** Lactantes, deficiência de sangue, anemia, condições de secura na pele, boca e garganta.

## Castanhas

As castanhas têm sabor doce e agem no baço (*pi*), no estômago (*wei*) e nos rins (*shèn*). Como as demais sementes oleaginosas, nutrem o *qi* e o sangue (*xue*). São especialmente indicadas em casos de fraqueza e cansaço, ajudando a repor as energias. Também fortalecem a coluna, os ossos e os joelhos, além de beneficiarem as articulações e os tendões, sendo indicadas para artrite, artrose e esclerose múltipla.

**Como usar.** Assadas, com casca, consumidas em pequenas porções, diariamente e no final da tarde, no período destinado aos rins (das 17 às 19 h).

**Indicações.** Cansaço, menopausa, artrose, esclerose múltipla e reumatismos.

## Chia

As sementes de chia são milenares, mas somente agora têm ocupado espaço nos grandes supermercados. Por serem de natureza *yin*, nutrem a estrutura corporal e possibilitam a formação de sangue (*xue*).

A chia é muito nutritiva, muito recomendável para as mulheres e pode beneficiar pessoas com osteoporose, em virtude da alta quantidade de cálcio, que nutre o *yin*. Além disso, ela dissolve massas e umidade patogênica, o que contribui para a perda de peso. Pode ser consumida todos os dias.

**Como usar.** Ao natural, associada a frutas, água ou sucos. Também é encontrada como farinha, mas seu melhor uso está no consumo *in natura*.

**Indicações.** Constipação intestinal, secura, osteoporose e condições de umidade patogênica.

## Gergelim

O gergelim tem natureza neutra e sabor doce. Pode se apresentar nas cores branca, marrom ou preta. O gergelim preto é o melhor, pois beneficia os rins (*shèn*), tonifica a essência (*jing*) e favorece os ossos, a coluna e o cérebro; por isso, é um tônico para as funções internas do organismo. Também atua no fígado (*gan*), nos tendões, nas articulações, na visão e no sangue (*xue*). Deve ser consumido todos os dias, principalmente por vegetarianos. A presença de ômega 3 auxilia na redução do nível de colesterol.

**Como usar.** Em saladas, molhos ou por cima da refeição. Deve ser triturado antes de comer, para facilitar sua absorção.

**Indicações.** Vegetarianos e pessoas com arteriosclerose, reumatismos, zumbidos ou espasmos.

## Linhaça

A linhaça tem sabor e natureza neutros. Atua no fígado (*gan*) e no coração (*xin*), contribui para regular os intestinos, favorece a absorção de nutrientes, é fonte de ômega 3, tem ação anti-inflamatória e impede a formação de umidade patogênica. Por isso, é benéfica para quem tem colesterol alto, sobrepeso e arteriosclerose.

**Como usar.** As sementes podem ser trituradas no liquidificador e reservadas em um pote de vidro para serem consumidas diariamente. A linhaça pode ser consumida com frutas ou sucos e em receitas de bolos ou tortas. Uma colher de sopa rasa é o suficiente para o consumo diário.

**Indicações.** Menopausa, constipação intestinal acompanhada de secura, arteriosclerose, doenças cardíacas e diarreia.

## Nozes

As nozes têm sabor doce e natureza morna. Atuam especialmente nos rins (*shèn*), tonificando a energia geral do corpo, sendo indicadas para asma e fraqueza. Auxiliam na saúde dos ossos e no controle da pressão arterial, beneficiam o cérebro e a memória, além de manterem as vitalidades corporal e sexual e aumentarem o *yang* do corpo. O óleo das nozes é facilmente digerido pelo corpo e melhora o colesterol, limpa o sangue (*xue*), fortalece o fígado (*gan*) e nutre os tendões e as articulações. As nozes mantêm a harmonia das emoções, função energética atribuída ao fígado, segundo a concepção oriental.

**Como usar.** Cruas ou tostadas, preferencialmente com a casca.
**Indicações.** Doenças renais, perda de memória, osteoporose, doenças respiratórias, reumatismos, artrite, artrose, emissão seminal e constipação intestinal.

## Pinhão

O pinhão tem sabor doce e natureza morna. Aumenta os fluidos corporais, por isso beneficia os pulmões, que precisam estar constantemente hidratados.

**Como usar.** Sem casca e cozido. Deve ser consumido preferencialmente em sua época de colheita, quando ainda estão frescos e saborosos.
**Indicações.** Secura na pele, constipação intestinal, tosse seca e doenças respiratórias.

## Pistache

O pistache tem natureza neutra e sabor amargo e levemente ácido. Age no fígado e purifica o sangue.

**Como usar.** Sem casca.
**Indicações.** Anemia, constipação intestinal, estados de secura e fraqueza.

## Semente de girassol

A semente de girassol tem sabor doce e natureza morna. Assim como as sementes de abóbora, as de girassol agem nos intestinos e combatem a secura.

**Como usar.** Sem casca, preferencialmente sem sal.
**Indicações.** Constipação intestinal e cansaço.

# Óleos vegetais

Os óleos e as gorduras são importantes para balancear a dieta, promover hidratação e favorecer a absorção de vitaminas. No entanto, é importante identificar suas melhores fontes.

Em dietoterapia chinesa, os alimentos podem ser divididos em *qi* e *wei*. *Wei*, em chinês, é sabor e caracteriza os alimentos substanciais, mais pesados e nutritivos, ao passo que alimentos ricos em *qi* são mais leves. As gorduras e os óleos pertencem à categoria de alimentos *wei* e, portanto, são densos e de natureza *yin*. Desse modo, contribuem para a formação e o reparo de estruturas corpóreas, como os tecidos, o sistema nervoso e as articulações.

O Dr. Pitchford (1993) faz uma importante colocação acerca dos óleos e das gorduras sob o ponto de vista holístico:

> Pelo fato de as gorduras e óleos serem de natureza *yin*, eles promovem chão (*grounding*) e segurança, é por isso que as gorduras, independentemente de sua origem (vegetal ou animal), são valiosas. As pessoas gostam de se sentir seguras, com energia e aquecidas. Não por acaso quem mais precisa delas são as pessoas com deficiência de *yin*, que comumente são magras, nervosas, inquietas e com corpo seco.

Os óleos vegetais são importantes para a saúde dos hormônios, da pele e dos cabelos e para o transporte de colesterol. Sua deficiência está comumente relacionada às doenças do fígado, segundo a Medicina Tradicional Chinesa. Entretanto, em excesso, as gorduras atrapalham o sistema circulatório e levam ao acúmulo de calor interno, resultando em inflamações de todos os gêneros.

É importante escolher bons óleos para cozinhar e para o consumo diário. Óleos poli-insaturados tornam-se rançosos rapidamente e conduzem à formação de radicais livres, que danificam e matam neurônios e células. Já óleos monossaturados, como os prensados a frio, são opções mais seguras e saudáveis ao organismo.

## Sugestões para o consumo

Deve-se evitar fritar os alimentos, para não perder seus nutrientes; entretanto, muitas receitas podem pedir frituras. Quando for o caso de fritar, dar preferência ao uso de bons óleos, como de coco ou de gergelim, e ao *ghee*, a manteiga clarificada. O *ghee* é de origem indiana e muito utilizado dentro da Medicina Ayurvédica. Além de manter os nutrientes saudáveis, ele não se deteriora em altas temperaturas e é uma boa opção para as frituras.

Muitos pratos orientais dão ênfase ao uso de óleo de gergelim, que é muito saudável e tem sabor muito peculiar. Também é uma boa opção.

Para os demais pratos (pasta de vegetais, antepastos e saladas), o melhor é utilizar azeite de oliva prensado a frio e em embalagem de vidro ou os óleos de linhaça, abacate e amendoim. Todos estão disponíveis no mercado e são facilmente encontrados em lojas de produtos naturais.

## Algas marinhas

As algas marinhas são muito conhecidas na culinária asiática e vêm chamando a atenção por sua qualidade nutricional, pois são ricas em minerais e nutrientes, como cálcio, iodo e ferro. Também são abundantes em vitamina B12, tornando-se excelentes opções para vegetarianos e veganos.

84 Saúde e Longevidade na Mesa

Sob o ponto de vista da Medicina Tradicional Chinesa, as algas têm sabor salgado e são de natureza fria. Elas beneficiam os rins (*shèn*) e são indicadas para desintoxicar, dispersar calor, hidratar e alcalinizar o organismo.

As microalgas, como espirulina e *chlorella*, são encontradas em cápsulas e excelentes para desintoxicação, nutrição (principalmente em casos de anemia) e perda de peso. Elas produzem sensação de saciedade e são bons recursos em doenças crônicas e dietas para emagrecimento. Também podem ser utilizadas por pessoas de todas as idades.

Já as algas *nori*, *wakame* e ágar-ágar são utilizadas na culinária. Sua característica nutricional é bastante rica, portanto, podem ser consumidas com finalidades terapêuticas. Essas algas tendem a reduzir inflamações e promover a digestão e são grandes fontes de cálcio, sendo aliadas em doenças como a osteoporose.

# Peixes e frutos do mar

Os peixes ocupam uma parte especial na pirâmide alimentar asiática e há séculos fazem parte da culinária oriental. São boas fontes de proteína e alguns deles, como a sardinha e o salmão, são fontes de ômega 3, que contribui para a limpeza das artérias, favorecendo a circulação sanguínea.

Os peixes e os frutos do mar tonificam os rins (*shèn*) e a bexiga (*pang guang*), uma vez que nutrem o movimento água, ao qual pertencem esses órgãos. Isso significa que melhoram a estrutura geral do corpo e as vitalidades física e sexual, além de estimularem o cérebro, a memória e a coragem. Além disso, são ideais em condições de deficiência, perda de apetite e fraqueza.

Os peixes e os ovos são as melhores fontes de proteína animal, mas, por conta da poluição dos mares, os ovos (orgânicos) podem ser melhores para o organismo do que muitos peixes.

As propriedades energéticas dos principais peixes e frutos do mar consumidos pela população estão descritas a seguir.

## Camarão

O camarão tem natureza morna e sabor doce e salgado. Tonifica o *yang* dos rins, nutre as funções renais e aumenta a energia geral do corpo, promovendo vitalidade física e sexual. Também favorece a produção de *qi* e *xue*, dispersa o muco e combate o frio.

## Caranguejo

O caranguejo tem natureza neutra e sabor salgado. Assim como a ostra, contribui para a nutrição do *yin* e das estruturas e combate o calor e a secura.

## Ostra

A ostra tem natureza fria e sabor salgado. É muito rica em minerais, por isso fortalece os ossos e o sangue e é usada em casos de osteoporose. Além disso, dissolve estagnações de sangue (*xue*) e de massas que provocam dores, acalma a mente (*shén*) e dispersa o calor interno.

## Pescada

A pescada tem natureza neutra e sabor levemente salgado. Favorece a nutrição do *qi* e dá energia e vitalidade aos rins e ao baço.

## Salmão

O salmão tem natureza neutra e sabor doce. Assim como a sardinha, é rico em proteína e ômega 3. Entretanto, o benefício do salmão, nos dias atuais, é questionável, uma vez que, no Brasil, eles são cultivados em cativeiro, perdendo muitos de seus nutrientes.

## Sardinha

A sardinha tem natureza neutra e sabor salgado. Além de tonificar o *qi* geral do corpo, tem ômega 3, que favorece a limpeza das artérias.

# Laticínios

Os laticínios, conforme demonstrado na pirâmide alimentar, aparecem em caráter opcional, assim como os peixes, mas é importante esclarecer a importância dada aos peixes em relação aos laticínios.

Tanto os peixes quanto os laticínios são fontes de proteína animal, que favorecem a nutrição, a tonificação do *yin* e beneficiam as estruturas corporais, como os músculos e os ossos. No entanto, enquanto os peixes nutrem e são totalmente absorvidos pelo organismo, os laticínios podem gerar mucosidade em seu uso frequente. Justamente por isso, eles não são muito utilizados na culinária chinesa.

Entende-se por laticínios o leite e todos os seus derivados, como queijos e iogurtes. Antigamente, esses produtos eram consumidos em caráter integral e feitos em casa, talvez com maior quantidade de gorduras, porém, mais ricos em nutrientes. Hoje, a indústria de alimentos estimula o consumo de laticínios como fonte de cálcio e proteína, mas é muito importante esclarecer que os produtos da atualidade são muito mais pobres em nutrientes do que no passado, e a natureza fria e úmida dos laticínios contribui para a formação de mucosidade.

O iogurte tornou-se um aliado para quem sofre de constipação intestinal, pois a presença dos lactobacilos vivos estimula a flora intestinal, resolvendo o problema. A Medicina Tradicional Chinesa não vê o consumo de laticínios de maneira positiva, pois a constipação intestinal é o resultado de um conjunto de sintomas que envolvem condições de deficiência dos órgãos internos. Para quem gosta de laticínios, sugere-se o consumo de *kefir* no lugar dos laticínios industrializados. O *kefir* é um probiótico natural que contribui para o bom funcionamento dos intestinos de maneira saudável.

Indivíduos com alimentação pobre e sobrepeso comumente sofrem com digestão fraca e metabolismo lento, como resultado da deficiência nas funções do metabolismo que envolve as funções do estômago, do baço, do pâncreas, do fígado e dos intestinos. Com o metabolismo lento, os laticínios não são bem digeridos e se acumulam como resíduo, chamado de muco. No corpo, o muco aparece na forma de secreções, leucorreia e fungos e, com o tempo, leva ao aumento de peso e à formação de massa abdominal, nódulos e tumores, comprometendo a livre circulação de energia (*qi*) e sangue. Na presença de muco, os órgãos precisam trabalhar mais para manter o metabolismo e, com frequência, enfraquecem.

Os laticínios até podem ser consumidos, desde que não sejam frequentes na alimentação e, de preferência, sejam feitos em casa, como o *kefir*. Eles são indicados para condições de secura, pois hidratam e promovem fluidos; em condições de excesso, obviamente, não são indicados.

A manteiga, a maionese, a margarina e o *cream cheese* podem ser substituídos por patês caseiros de origem vegetal, como as pastas de grão de bico e de berinjela.

## *Leite*

O leite de vaca é um alimento muito nutritivo e grande fonte de proteínas, recomendado para a nutrição de bebês, crianças, gestantes e lactantes. Sua característica *yin* fortalece o organismo e tonifica o *qi*, além de seu sabor doce fortalecer o baço (*pi*) e o estômago (*wei*). No entanto, o leite de vaca, ou mesmo o de soja, tem recomendações específicas. Inicialmente, seu consumo é sugerido em estados plenos de fraqueza, como a anemia, e em estados de secura, ou seja, com sinais de calor extremos, que secam os líquidos orgânicos. Isso é bastante comum em pessoas com idade entre 60 e 70 anos. Para o restante das pessoas, o consumo regular de leite de qualquer origem não é sugerido, porque sua natureza doce provoca acúmulo de resíduos e formação de mucosidade (fator impeditivo de saúde) e pode causar processos inflamatórios e intolerância alimentar.

Outras opções como alternativa ao consumo de leite de vaca são o leite de sementes (amêndoas, arroz), o *kefir* e a espirulina, nos casos de desnutrição.

# Ovos, frango e peru

## *Carne de frango*

A carne de frango tem natureza morna, sabor doce e menos gordura que a carne bovina. Fortalece o baço (*pi*), o estômago (*wei*), o sangue e o coração (*xin*), tonificando o *qi*, diminuindo o cansaço e melhorando a disposição. Também aquece os intestinos e favorece a formação de sangue (*xue*) em estados de anemia.

## *Ovo de galinha*

O ovo tem sabor doce e é essencialmente *yin*, ou seja, abriga grande quantidade de energia que seria concedida a um ser vivo. Nesse sentido, ele tonifica o corpo, devendo ser utilizado em estados de fraqueza, nutre o sangue (*xue*) e hidrata e fortalece todos os órgãos internos. Atua principalmente no coração (*xin*), acalma a mente (*shén*) e beneficia a voz, além de ser indicado para gestantes e idosos. A presença de colesterol no ovo também contribui para os hormônios.

Deve-se dar preferência aos ovos orgânicos e caipiras, encontrados na maior parte do Brasil. Além de mais saudáveis, estão livres de hormônios e os animais não são agredidos.

## Peru

O peru tem natureza morna e sabor doce. Tem as mesmas propriedades do frango, entretanto, ser consumido em sua forma natural, não como embutido (peito de peru), que leva conservantes agressivos ao organismo. A natureza fria do peito de peru também não é benéfica ao corpo e contribui para a formação de mucosidade e frio interno.

## Doces, mel e derivados

Os doces estão entre os alimentos mais desejados pela população, e a gama de produtos industrializados carrega consigo opções sedutoras. O título "zero" vem ganhando espaço nas lojas e nos supermercados, como recurso atrativo da indústria de alimentos. No entanto, é preciso atentar-se aos adoçantes que compõem a maioria desses produtos. O principal adoçante utilizado, o aspartame, encontrado na maioria dos alimentos dietéticos, é muito tóxico ao organismo, pois aumenta a excitação e destrói células e neurônios. Com o aumento da excitação e do calor interno, aumentam também os radicais livres e o nível de cortisol, provocando estresse.

O sabor doce, na concepção chinesa, tem a função de harmonizar e, sobretudo, acalmar o indivíduo. Dessa maneira, enquanto o adoçante dietético excita o organismo, o indivíduo sente a necessidade de algo que harmonize seu interior e buscará o alimento doce novamente, tornando esse ciclo vicioso e destrutivo.

O sabor doce é encontrado na maioria dos alimentos e age diretamente no estômago, no baço e no pâncreas para tornar-se glicose e energia, a fim de ser utilizado nas funções orgânicas. Por isso, ele tonifica o *qi* e favorece o metabolismo.

A nutrição das estruturas orgânicas, como a musculatura, também depende da nutrição e do fortalecimento do baço (*pi*). O baço (*pi*) atua na formação de sangue, por isso os alimentos devem ser nutritivos, antes de serem *light*, *diet* ou *zero*. Quando a nutrição é deficiente, o baço (*pi*) tende a pedir nutrientes, e a consequência pode ser o desejo excessivo pelo sabor doce, que muitas vezes é entendido como desejo por doces industrializados, em suas mais diversas opções (biscoitos, sorvete, balas, chocolate). Desse modo, quanto maior o consumo de doces, mais fraco o baço (*pi*) tende a ficar.

Com o baço (*pi*) enfraquecido, o metabolismo das gorduras e do açúcar enfraquece e as refeições não são bem digeridas pelo organismo. O resultado é o acúmulo de resíduos, predispondo o indivíduo à obesidade e a diversas outras doenças. Por isso, é importante incluir na alimentação alimentos naturais e saudáveis que agem no baço (*pi*), a fim de fortalecê-lo. Alimentos como inhame, batata-doce, mandioca, cenoura, abóbora e beterraba são excelentes opções, e o consumo regular de frutas também contribui para a harmonia desse órgão.

Para a perda de peso, deve-se dar preferência às frutas cítricas, como o abacaxi, o limão e o caju, os quais têm ação desintoxicante. Outros aliados são as algas que favorecem o emagrecimento, como a espirulina e a *chlorella*.

É igualmente importante estimular o paladar para outros sabores, como o picante e o amargo. O sabor picante estimula as funções do metabolismo e a circulação sanguínea. Bons exemplos são a maioria das especiarias e o gengibre. Já o sabor amargo tem ação descendente, isto é, ele concentra e desce, favorecendo a eliminação de resíduos; entre eles, dá-se preferência ao chá-verde, à maçã, à chicória e à aveia.

Atualmente, há diversas receitas livres de açúcar e lactose (o açúcar do leite), as quais, além de nutritivas, são saborosas. Depois do almoço, como opção de sobremesa, dá-se preferência a compotas e sobremesas naturais, como pêssego em calda, em vez de sorvetes ou *cupcakes*. À tarde, as frutas secas, como a tâmara, são opções que saciam muito a vontade de doces. Obviamente, qualquer opção que envolva o sabor doce deve ser consumida moderadamente e em pequenas porções.

O sabor doce pertence ao movimento terra, que, na visão oriental, é representado por estômago, baço e pâncreas. Esse é o movimento central do organismo e, no nível emocional e espiritual, atua nas transformações, no cuidado, na raiz e no sentimento de segurança do indivíduo. As deficiências que envolvem a fraqueza do movimento terra relacionam-se à carência afetiva e à dificuldade de realização.

Portanto, antes de escolher qualquer alimento, seja doce ou salgado, é importante observar suas reais necessidades. Quando o desejo por doces é relativamente alto, além das questões fisiológicas, ele também está associado à necessidade interna de conforto, segurança e cuidado. Tais necessidades não são sanadas por alimentos, e envolvem a nutrição da mente e do espírito do indivíduo.

## Açúcar

A ingestão frequente de açúcar contribui para a formação de umidade (*shi*) e muco. Por isso, é interessante dar preferência à estévia e ao açúcar de coco, muito mais saudáveis ao organismo.

## Chocolate

Embora seja muito apreciado, o chocolate geralmente é industrializado e feito com gordura hidrogenada, o que contribui para o ganho de peso e a formação de mucosidade. Deve-se dar preferência ao consumo (moderado) de chocolates artesanais.

## Estévia

Enquanto a maioria dos adoçantes é feita de substâncias químicas nocivas ao organismo, a estévia é uma boa opção para substituir o açúcar de maneira saudável; além de adoçar, ela também harmoniza a digestão. Pode ser encontrada em pó, a granel e na cor verde na maioria dos empórios.

## Mel

O mel tem sabor doce, é muito nutritivo e não deve ser retirado do cardápio. Age nos pulmões (*fei*), no baço (*pi*) e no intestino grosso (*da chang*) e seu sabor doce harmoniza e acalma, contribuindo para a sensação de bem-estar. Além disso, o mel tonifica o *qi*, favorece a imunidade, estimula a regeneração dos tecidos e beneficia o trato intestinal, eliminando o muco e combatendo secura, eczemas e queimaduras.

## Carnes

Diferentemente de muitas dietas, as carnes estão no topo da pirâmide alimentar asiática, pois seu consumo deve ser moderado e específico. Enquanto os vegetais promovem limpeza e vitalidade ao organismo, as carnes podem proporcionar nutrição profunda e substancial, por serem muito nutritivas, e favorecerem a formação de substâncias, como o sangue.

É inegável que as proteínas são essenciais para o funcionamento dos órgãos e o fortalecimento de estruturas, como a musculatura; entretanto, como constatado por diversas pesquisas científicas, as proteínas também podem ser adquiridas em fontes de origem vegetal, como algas e leguminosas. Um bom exemplo é a saúde da população chinesa e japonesa, que consome com frequência algas e vegetais e tem baixos índices de doenças degenerativas e maior índice de longevidade.

A carne, que é rica em proteínas, leva mais tempo para ser digerida e transformada, demandando muito mais do metabolismo em relação aos vegetais. Isso explica o sucesso da dieta Dukan, muito eficiente na promoção da perda de peso. No entanto, o alto consumo de carnes, além de contribuir para a violência aos animais, torna o organismo mais propenso ao calor interno, à mucosidade e às toxinas. Uma prova disso é que o corpo se torna muito mais ácido, pois o pH das carnes varia entre 3 e 5, o que torna o estômago mais ácido, podendo provocar quadros de gastrite e lesões nos rins, pelo aumento de ácido úrico. Doenças como o câncer também apontam a presença de calor e acidez interna.

Indivíduos com a constituição fraca, debilitados e com deficiência de *yang* são os mais prejudicados pelo consumo de carnes, pois elas demandam mais do metabolismo, o que envolve as funções do estômago, do baço, do pâncreas, do fígado e dos intestinos. Se esses órgãos não estiverem em plenas condições de saúde, fato bastante comum, é muito provável que a digestão se torne difícil e leve à formação de resíduos (mucosidade) e ao acúmulo de toxinas, que provocam calor interno. A formação de calor interno pode se refletir de várias maneiras, como gastrite, cálculos biliares, colite, constipação intestinal, enxaqueca, tumores e dermatites. O calor interno, oriundo do acúmulo de toxinas e da mucosidade, agride as funções do fígado (*gan*), órgão que contribui para a harmonia das emoções e da digestão. Ao acumular resíduos, essa harmonia é perdida, o que pode levar a uma mente agitada, intolerante e agressiva.

O desejo por carnes é um sinal de deficiência no funcionamento dos órgãos e na qualidade do sangue, o que pode ser melhorado pelo consumo equilibrado de uma dieta rica em alimentos integrais, que nutrem de modo saudável e fortalecem as estruturas. No entanto, quando o indivíduo precisa, de fato, fortalecer sua constituição, principalmente em casos de deficiência de *yin*, convalescência, anemia, pós-parto e grandes debilidades, a carne pode ser útil para o rápido fortalecimento, e o consumo de sopas com músculo bovino, por exemplo, pode ser uma boa opção. No entanto, mesmo nessas situações, o consumo frequente de ovos e peixes, as melhores fontes de proteína do reino animal, é sugerido. A carne deve ser consumida em eventualidades, não diariamente.

## Carne bovina

A carne bovina tem sabor doce e natureza *yin*, por isso tonifica o baço (*pi*), o estômago (*wei*) e os intestinos. Nesse sentido, é ideal para estados de fraqueza, debilidade física ou óssea, anorexia e diarreia; neste último caso, pode ser consumida como caldo. É especialmente indicada para recuperação de energia depois de grande perda de nutrientes e para deficiências de sangue e de baço (*pi*). Contudo, é importante não exagerar, para não intoxicar o organismo. Preferencialmente, deve-se consumir a carne bovina em pequenas quantidades e associada à ingestão frequente de vegetais e, para não provocar nenhum nível de deficiência, alternando as fontes de proteínas.

Pessoas que não conseguem se livrar do consumo frequente de carne vermelha podem se beneficiar consumindo com frequência alimentos ricos em ômega 3, que dispersam as gorduras, geralmente de origem animal, das paredes das artérias.

## Carne de cordeiro

A carne de cordeiro tem natureza morna e sabor doce. Tonifica o *qi* geral do corpo e favorece a produção de sangue, sendo benéfica para deficiências de coração e fígado. É importante verificar a procedência do alimento.

## Carne de porco

A carne de porco tem sabor salgado e natureza fria. Nutre o *yin* geral do corpo, beneficia os rins (*shèn*), fortalece o sangue e nutre o cérebro e os ossos, além de umedecer a secura e ser benéfica para a bexiga (*pang guang*). Também combate a fadiga, a artrite, a artrose, a lombalgia, a osteoporose, a fraqueza nas pernas e todas as debilidades relacionadas com a deficiência do movimento água.

# Sal, temperos e especiarias

O sal, os temperos e as especiarias são indispensáveis na culinária e podem contribuir de maneira positiva para a alimentação. Os alimentos utilizados como temperos, em geral, têm sabor picante, favorecem a circulação e atuam como termogênicos naturais, estimulando o metabolismo. Já as especiarias trazem sabores muito peculiares e harmonizam tanto o sabor dos pratos em geral quanto as funções do estômago e baço.

O uso do sal é indispensável, uma vez que contribui para as funções do organismo. No entanto, seu consumo deve ser moderado, assim como o do açúcar.

Vários alimentos industrializados têm muito sódio, o componente do sal, por isso é importante estar atento à escolha dos produtos. O aumento no consumo de sal lesa as funções renais, aumenta a pressão sanguínea e sobrecarrega as artérias, causando retenção de líquidos.

É importante lembrar que o sabor salgado age de fora para dentro, ou seja, concentra-se no interior e tem natureza descendente. Por isso, o sal é apropriado para conservar a energia e seu consumo é maior no inverno.

É muito comum algumas pessoas preferirem o sal em vez do açúcar, e isso pode ser explicado, na visão oriental, pela deficiência nas funções energéticas dos rins (*shèn*). A melhora dessa situação pode ocorrer com o consumo de alimentos ricos em potássio, que equilibrarão a necessidade de sódio. Alguns exemplos são os vegetais verdes, os legumes, as frutas, principalmente a banana, e os fermentados de soja, como o tofu.

## Canela

A canela tem sabor doce e picante. Sua natureza quente beneficia o baço (*pi*), facilitando a digestão e dispersando os acúmulos de sangue (*xue*) e de umidade (*shi*), o que melhora dores abdominais, cólicas menstruais e casos de infertilidade, como frio no útero. Também estimula a circulação sanguínea e aquece o corpo.

## Cardamomo

O cardamomo tem sabor picante e atua no baço (*pi*). Sua natureza morna ajuda na redução da umidade patogênica. Também beneficia a digestão e auxilia em todos os estados de deficiência do baço (*pi*), como indigestão, distensão abdominal, perda de apetite e soluço.

## Cheiro-verde

O cheiro-verde tem sabor picante e atua especialmente nos pulmões (*fei*), melhorando estados gripais provocados por vento frio. A natureza morna do cheiro-verde contribui para a digestão, estimula a circulação de sangue (*xue*) e elimina as toxinas. Também ajuda na eliminação de resíduos, age nos rins (*shèn*) e estimula as funções dos órgãos genitais.

## Coentro

O coentro tem sabor picante e natureza quente. Provoca transpiração e é utilizado para baixar a febre ou amenizar os calores da menopausa. Embora seu consumo facilite a digestão e estimule as funções do baço (*pi*) e dos pulmões (*fei*), deve ser utilizado somente para tratamento, pois é um alimento bastante forte para ser consumido diariamente.

## Cravo

O cravo tem sabor picante. Atua nos pulmões (*fei*), estimula a abertura dos poros, provoca transpiração e tonifica o *yang* dos rins (*shèn*). É indicado para expelir vento frio e aquecer o interior do corpo.

## Missô

Muito utilizado na culinária asiática, o missô é uma pasta derivada da soja fermentada e tem sabor salgado. Sua natureza excessivamente salgada impede seu consumo diário, mas seu uso moderado é saudável, podendo reduzir os efeitos do cigarro. É importante manter o missô em recipientes de vidro, pois ele absorve as toxinas de recipientes de plástico.

**Como usar.** Não pode ser fervido, devendo-se dilui-lo antes em água fria, para depois associá-lo às sopas. Pode ser utilizado para temperar diversos pratos, eventualmente substituindo o sal.

## Pimenta

A pimenta tem natureza quente e sabor picante. Em geral, os mais variados tipos de pimenta atuam nos pulmões (*fei*), abrindo os poros e provocando transpiração. Elas têm movimento ascendente, estimulam as funções orgânicas, abrem o apetite e eliminam fatores patogênicos. Também contribuem para promover agitação e alegria; logo, devem ser evitadas por pessoas hiperativas e com sinais de plenitude, como calor interno, secura, hipersensibilidade e irritação.

**Como usar.** Como tempero, nos mais variados pratos.

**Indicações.** Condições de frio e umidade.

## Sal

O sal atua nos rins (*shèn*). Sua natureza é fria e seu movimento dirige-se para baixo, por isso é utilizado para refrescar e limpar o calor, além de promover a diurese. O excesso de sal provoca a retenção de líquidos, o que causa aumento da pressão sanguínea, dificultando as funções do coração (*xin*), portanto, seu uso deve ser moderado. Para tonificar os rins (*shèn*) e melhorar a hipertensão, é melhor diminuir a ingestão de sal, praticar exercícios físicos regularmente e aumentar o consumo de peixes e algas, pois eles vêm do mar e nutrem naturalmente os rins (*shèn*).

Atualmente existem vários tipos de sal, como o marinho, o comum e o do Himalaia. O sal de cor rosa, oriundo do Himalaia, é preferível. Embora mais caro, esse sal tem mais de 80 tipos de minerais, sendo muito benéfico a todas as funções orgânicas quando consumido moderadamente, como qualquer outro sal.

## Bebidas

As bebidas são essenciais para a hidratação, e as bebidas saudáveis, como água, água de coco e chás, contribuem para a limpeza do organismo, dispersam calor e toxinas e promovem a hidratação.

A poluição presente nas grandes cidades é um fator que debilita as funções pulmonares, e o consumo frequente de líquidos beneficia os pulmões, que precisam estar fortes para difundir os líquidos orgânicos e hidratar o organismo e a pele.

## Água

A água é a bebida mais importante para o corpo, tendo características essencialmente *yin*, pois hidrata e tonifica. Em jejum, a água tem o poder de desintoxicar o organismo, estimular os intestinos e beneficiar todo o corpo e as funções cerebrais. A sugestão de consumo, na concepção chinesa, é de 6 a 8 copos de 200 m$\ell$/dia, considerando um adulto de 70 kg.

Deve-se habituar a não ingerir água gelada, pois ela é um elemento de natureza *yin* e, associada ao frio, potencializa o *yin*. Assim, sua direção de energia desce, resultando no resfriamento do organismo. Como mencionado anteriormente, as atividades demandam muita energia do corpo, e a água gelada agride o organismo, que está em plena atividade interna, levando-o a perder energia. Para conquistar saúde e bem-estar, é fundamental ganhar vitalidade, o que pode ser perdido com o hábito de beber água gelada.

Segundo a concepção chinesa, a sensação permanente de boca seca e calor no corpo está associada à deficiência de *yin*, ou seja, o calor interno (*re*)seca os fluidos corporais (*jin ye*), também associados ao sangue (*xue*). Isso pode ser melhorado não somente com o aumento do consumo de água, mas também com a ingestão de alimentos úmidos e refrescantes, que baixam o calor e umedecem o organismo.

Se o indivíduo está somente em uma fase, em um curto período com boca seca e sensação de calor, isso significa que há presença de calor interno. Nesse caso, pode não haver deficiência de *yin*, mas sim invasão de calor patogênico, como em casos de inflamação, infecção, insolação e gripes. A sugestão da dietoterapia chinesa é o aumento temporário do consumo de alimentos de natureza *yin* e alimentos que eliminam o calor até que os sinais cessem.

## Água de coco-da-baía

A água de coco-da-baía tem ação refrescante e tonificante de *yin* e *yang*. Isso significa que ela tonifica o *yang*, repondo rapidamente a energia perdida durante um longo período de atividades. A bebida também tem a característica *yin* de hidratar e refrescar o organismo, além de ação diurética, e é muito utilizada pelas mulheres que estão em busca da redução de medidas.

## Bebida alcoólica

O álcool é um elemento extremamente tóxico para o organismo. Por ser muito *yang*, estimula excessivamente as funções orgânicas, desidratando o corpo e agredindo o fígado (*gan*), o coração (*xin*), o pulmão (*fei*) e o estômago (*wei*).

## Café

O café é de natureza amarga e ácida e tem característica *yang*. Ele estimula as funções do coração (*xin*) e do fígado (*gan*), órgãos de natureza *yang*. Nesse sentido, estimula o movimento do *qi* e o sangue (*xue*) dentro dos vasos sanguíneos (*xue mai*), mobilizando a circulação, o que resulta na melhora das funções cognitivas. Deve-se dar preferência ao consumo de café orgânico, mas lembrar-se de que o café é inibidor de cálcio e, em longo prazo, pode não ser benéfico para a saúde.

## Caldo de cana

O caldo de cana tem sabor doce e natureza fria. Ele refresca o organismo, diminui o calor e ajuda a fortalecer o baço (*pi*), podendo ser consumido em casos de anemia, anorexia e deficiências nutricionais, já que nutre o *yin* do organismo. Entretanto, seu consumo não deve ser diário, apenas para tratamento. Por ser um alimento doce e de natureza fria, o caldo de cana direciona a energia para baixo, o que não é recomendando em casos de diarreia, letargia e hemorragia.

## Energéticos

Os energéticos artificiais são produtos industrializados relativamente novos no mercado e, por isso, precisam ser mais bem estudados. Contudo, é possível afirmar que eles tonificam rapidamente a energia do baço (*pi*) e do estômago (*wei*), porém sua natureza muito doce pode provocar acúmulo de umidade patogênica (*shi*). Seu uso não é recomendado, sendo indicados, como recurso alternativo, estimulantes naturais, como o chá-verde e o chá de *ginseng*.

## Refrigerantes

A natureza ácida dos refrigerantes é extremamente tóxica para o organismo. Eles desidratam o corpo e agridem o fígado (*gan*) e o estômago (*wei*). Além disso, o açúcar existente nos refrigerantes favorece a formação de umidade patogênica (*shi*), o que deteriora as funções do metabolismo, tornando-o muito ácido.

## Sucos

O consumo de sucos de frutas naturais é estimulado dentro da dietoterapia chinesa, mas não deve ultrapassar 200 m$\ell$/dia. Como o suco natural contém grande porção de fruta, ele é muito doce e seu consumo intenso pode contribuir para a formação de umidade patogênica (*shi*). A ingestão de quantidades maiores deve ser reservada para momentos de desintoxicação ou tratamentos para eliminação de vírus, bactérias e demais agentes patogênicos.

Sucos industrializados, ainda que sejam *light*, têm aditivos químicos que não trazem benefícios à saúde. Além disso, têm muito menos *qi* e nutrientes do que sucos naturais preparados no ato do consumo; por isso, também não são recomendados. No entanto, entre os sucos e as frutas *in natura*, estas ainda levam vantagem e são mais benéficas ao organismo.

## Chás, ervas e suplementos naturais

O uso de chás na alimentação é milenar e muito estimulado pela dietoterapia chinesa. Os orientais consomem chás de maneira habitual há milênios. De acordo com a Agência Nacional de Vigilância Sanitária (Anvisa), os "chás são considerados alimentos" (Panizza, 2010) e grandes aliados na promoção da saúde. Considera-se chá a bebida de natureza vegetal preparada pelo método de infusão ou decocção.

A fitoterapia, que promove o uso de chás na alimentação, é estimulada para a promoção de saúde, conforme a Política Nacional de Práticas Integrativas e Complementares (PNPIC) proposta pelo Ministério da Saúde em 2006. Entretanto, o consumo de chás tem critérios que devem ser respeitados.

É importante esclarecer que nem todos os chás têm propriedades medicinais, e muitos deles não devem ser consumidos regularmente, pois, em longo prazo, podem agredir o estômago ou os intestinos, como o de anis-estrelado, que tem natureza morna. Outros necessitam de prescrição médica, como é o caso do hipérico (*Hypericum perforatum*), utilizado em doenças como a depressão. Para o uso popular, sugere-se a utilização de chás a partir das folhas, quando disponíveis. Antes de tudo, é importante avaliar as condições e indicações da erva, sua procedência e se ela acompanha autorização de órgãos públicos nacionais.

Diversas plantas são obtidas para o consumo somente em forma de cápsulas ou tintura, como a cáscara-sagrada (*Rhamnus purshiana*), e são encontradas em farmácias de manipulação. As cápsulas manipuladas são feitas a partir do princípio ativo da planta, o que torna a cápsula mais forte do que o chá.

As ervas sugeridas nesta obra não exigem prescrição médica e são aliadas na saúde, podendo ser utilizadas como alimento ou suplemento, desde que suas indicações e dosagens sejam respeitadas. Indica-se limitar o uso dos chás em caráter terapêutico, observando sempre a melhora dos sinais e sintomas, e diversificá-los. Da mesma maneira que os alimentos precisam ser diversificados, as ervas também devem ser.

Uma maneira segura de utilizar a fitoterapia dentro da alimentação diária é consumir as ervas em forma de pó. No Brasil, existem excelentes laboratórios que trabalham com ervas como suplementares alimentares naturais, como a isoflavona (*Glycine max*), um estrógeno natural que favorece as mulheres na menopausa.

# Passo 7 ❖ Escolha os Alimentos Adequados 95

A Tabela 7.1 apresenta as melhores ervas para tratamento da saúde. A posologia geral para todas é 1 colher a cada 150 m$\ell$ (xícara de chá) 2 vezes/dia. O uso de cápsulas pode variar, devendo-se consultar o rótulo do produto ou o farmacêutico para utilização correta.

**Tabela 7.1** Indicação e modo de consumo das principais ervas para tratamento da saúde.

| Erva | Indicação | Consumo |
| --- | --- | --- |
| Anis-estrelado (*Illicium verum*) | Aquece, promove o fluxo de *qi* e beneficia o fígado (*gan*) | As flores são utilizadas como chá |
| Camomila (*Matricaria recutita L.*) | Beneficia as funções do estômago (*wei*), favorece a digestão, harmoniza e tranquiliza | As flores são utilizadas como chá |
| Cáscara sagrada (*Rhamnus purshiana*) | Favorece as funções intestinais | As folhas são utilizadas como chá, pó ou em cápsulas |
| Cavalinha (*Equisetum arvense*) | Age nos edemas e na retenção de líquidos, dispersa o calor e tem ação anti-inflamatória | As folhas são utilizadas como chá ou em cápsulas |
| Centella asiática (*Centella asiatica L.*) | Estimula a circulação periférica e melhora as condições de varizes, celulite e gordura localizada | As folhas são utilizadas como chá, pó ou em cápsulas |
| Chlorella (*Chlorella pyrenoidosa*) | Fortalece e desintoxica o organismo, produz a sensação de saciedade, estimula a produção de interferon e aumenta a imunidade | As algas são utilizadas como pó ou em cápsulas |
| Dente-de-leão (*Taraxacum officinale*) | Dispersa o calor, atua como desintoxicante e estimula o apetite | As folhas são utilizadas como chá |
| Erva-doce (*Foeniculum vulgare*) | Harmoniza a digestão e promove o fluxo do *qi* | As flores são utilizadas como chá |
| Erva-mate (*Ilex paraguariensis*) | Estimula corpo e mente, favorecendo a circulação sanguínea e a digestão. Deve ser consumido até as 17 h, para que o sono não seja prejudicado | O mate tostado é utilizado como chá |
| Espinheira-santa (*Maytenus* spp.) | Auxilia os tratamentos de gastrite e úlcera duodenal | As folhas são utilizadas como chá, em tintura ou em cápsulas |

*(continua)*

96    Saúde e Longevidade na Mesa

Tabela 7.1 Indicação e modo de consumo das principais ervas para tratamento da saúde. (*continuação*)

| Erva | Indicação | Consumo |
| --- | --- | --- |
| Gingko biloba (*Ginkgo biloba*) | Estimula a circulação de sangue e melhora a memória | As folhas são utilizadas como chá, pó ou cápsulas |
| Ginseng (*Panax ginseng*) | Tônico físico e mental que favorece as funções digestivas | As flores são utilizadas como chá ou em cápsulas |
| Guaraná (*Paullinia cupana*) | Estimulante natural que favorece o *yang* | O fruto é utilizado como suco ou em cápsulas |
| Hibisco (*Hibiscos sabdariffa L.*) | Age nos edemas e na retenção de líquidos | As folhas são utilizadas como chá |
| Jasmim (*Jasminum officinale*) | Favorece a digestão, harmoniza e acalma | As flores são utilizadas como chá |
| Maracujá (*Passiflora* spp.) | Age em quadros de ansiedade e favorece o sono | As folhas são utilizadas como chá ou farinha |
| Melissa (*Melissa officinalis*) | Calmante que favorece o sono e trata as cólicas abdominais | As folhas são utilizadas como chá ou pó |
| Oliveira (*Olea europaea*) | Age nos edemas e na retenção de líquidos e favorece a perda de peso | As folhas são utilizadas como chá |
| Espirulina (*Spirulina maxima*) | Favorece o sistema imunológico e a desintoxicação do fígado, reduz o colesterol, nutre deficiências e protege os rins de medicamentos fortes | As algas são utilizadas como pó ou em cápsulas |
| Valeriana (*Valeriana officinalis*) | É utilizada em estados de ansiedade acompanhados de insônia | As folhas são utilizadas como chá ou em cápsula |

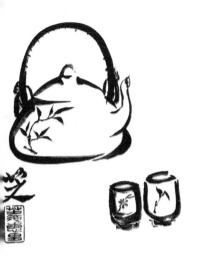

# Passo 8
# Respeite os Horários

## Introdução

Quando se trata de alimentação, é importante respeitar alguns princípios, seja na nutrição oriental, seja na ocidental. Segundo o *Guia Alimentar para a População Brasileira*, publicado pelo Ministério da Saúde (2015):

- As recomendações sobre alimentação devem estar em sintonia com seu tempo e considerar o cenário da evolução alimentar e das condições de saúde da população
- A alimentação adequada e saudável deriva de um sistema alimentar social e ambientalmente sustentável, isto é, deve considerar o impacto que as formas de produção e distribuição dos alimentos têm na justiça social e na integridade do ambiente
- Em face das várias dimensões da alimentação e da complexa relação entre elas, a saúde e o bem-estar das pessoas, o conhecimento necessário para elaborar recomendações sobre alimentação é gerado por diferentes saberes.

O *Guia* ainda enfatiza a tradição de consumir três refeições ao longo do dia e pequenos lanches intercalados. Entretanto, na visão oriental é possível favorecer o funcionamento dos órgãos internos ao respeitar a fisiologia corporal. Na Medicina Tradicional Chinesa, os horários para alimentação são pontuados conforme a circulação energética do *qi*, que enaltece as funções dos órgãos internos (*zang*).

Assim, o corpo humano precisa de cinco refeições ao longo do dia. Afinal, consome-se energia o tempo todo – ao pensar, falar, caminhar e trabalhar. Essa energia vem principalmente dos alimentos; por isso, é necessário alimentar-se várias vezes em quantidades pequenas.

Algumas pessoas estão acostumadas a pular refeições e relatam que se sentem bem; no entanto, a energia adquirida dos alimentos será utilizada para manter as funções do organismo. Quando o indivíduo não se alimenta de maneira correta ou na quantidade necessária, ele perde saúde, gastando sua reserva de substâncias, principalmente sua *energia pós-celestial*, o que pode comprometer sua longevidade.

## 98 Saúde e Longevidade na Mesa

Alguns sentirão os efeitos disso em breve, outros poderão passar anos sem ter nenhum nível de fraqueza, a qual surgirá por meio de sintomas ao longo dos anos. Assim, em algum momento, o corpo mostrará os danos, a partir de sinais e sintomas de deficiência.

O que geralmente acontece é que os sinais de deficiência existem, mas as pessoas os ignoram ou não percebem e só se atentam para a saúde quando a doença se instala. Portanto, as refeições devem ser feitas conforme as necessidades dos órgãos internos (*zang*), a partir da circulação energética do *qi*. Segundo Peter Mole (2007), "cada órgão, segundo a Medicina Chinesa, tem um período do dia em que sua capacidade funcional e energética é máxima"; por isso, a alimentação deve acompanhar esse ciclo, quando o órgão está em plena atividade.

Cada horário está relacionado com um dos cinco movimentos (madeira, fogo, terra, metal e água) e um par de *zang fu*, ou seja, um órgão e uma víscera, correspondentes a esses movimentos. Como a alimentação deve ser feita 5 vezes/dia, as refeições devem ser divididas entre café da manhã, lanche da manhã, almoço, lanche da tarde e jantar, geralmente realizadas a cada 3 h.

## Café da manhã

O horário mais oportuno para o café da manhã é o do estômago (*wei*), entre 7 e 9 h. Nesse momento, o órgão está em plena atividade e ávido por energia, já que não se come durante a madrugada.

O horário entre 7 e 9 h é o mais importante para a nutrição. É comum acordar com fome nesse horário, sendo imprescindível tomar o café da manhã, para fortalecer o metabolismo e se manter nutrido. Muitas pessoas deixam de tomar o café da manhã alegando que não sentem fome ou não gostam de comer nesse horário, ou ainda que sentem enjoo ao acordar, mas isso enfraquece as funções digestivas e também pode ser um sintoma de desarmonia nas funções do estômago (*wei*), a qual acomete a digestão e o paladar. Nesse caso, as funções de estômago (*wei*) e do baço (*pi*) precisam ser fortalecidas para provocar a fome, natural desse horário. Assim, o café da manhã deve ser bem nutritivo, para o melhor aproveitamento e o ganho adequado de energia.

Em geral, devem ser incluídos no café da manhã: alimentos integrais, sucos, chás, cereais, sementes, frutas e ovos (Tabela 8.1). Nesse horário, sobretudo, é importante hidratar o organismo, uma vez que durante a madrugada naturalmente as pessoas não se alimentam e os fluidos residuais, como a urina, são eliminados ao acordar. Outro motivo que evidencia a ingestão de líquidos no café da manhã deve-se às funções do estômago (*wei*). Nas palavras de Maciocia (1996): "O estômago prefere alimentos que são úmidos e não muito secos, Quando um indivíduo ingere alimentos muito secos, o estômago pode tornar-se seco e, por fim, entrar em deficiência de yin".

As opções diferenciadas para as deficiências de *yin* e de *yang* estão descritas na Tabela 8.1. É importante lembrar que os alimentos para a deficiência de *yin* devem ser mais úmidos que os demais, justamente para eliminar o calor e a secura. Já os alimentos para a deficiência de *yang* visam a promover o calor, remover o frio e impulsionar as transformações.

## Passo 8 ❖ Respeite os Horários  99

Tabela 8.1 **Sugestões variadas para o café da manhã.**

| Deficiência de *yin* (tendência ao corpo quente e seco) |
| --- |
| Mingau de arroz ou aveia com ameixa |
| *Kefir* com semente de girassol e amora |
| Suco verde (couve, laranja e hortelã) |
| Torradas com pasta de grão de bico |
| Pão integral com grãos e pasta de tofu |
| Omelete ou ovo *poché* |
| Frutas frescas com chia |
| Vegetais frescos e crus |
| Granola com banana e mel |
| Suco de beterraba com laranja |
| Chás diversos |
| Água de coco |

| Deficiência de *yang* (tendência ao corpo úmido e frio) |
| --- |
| Frutas assadas com canela |
| Frutas frescas com aveia e damasco |
| Sucos diversos com gengibre |
| Vegetais cozidos |
| Torrada integral com pasta de berinjela |
| Chá de *ginseng* ou chá-verde |
| Pão integral com grãos |
| Suco de cenoura com maçã |
| Suco verde (utilizando chá-verde no lugar da água) |
| Omelete ou ovo *poché* com pimenta |
| Cevada com tâmaras |

# Lanche da manhã

O horário do lanche da manhã, entre 9 e 11 h, pertence ao baço (*pi*), que é o "grande pai" do metabolismo. Nesse horário, convém comer alimentos de natureza doce, como sucos, frutas e cereais, para estimular as funções do órgão (Tabela 8.2).

Deve-se ressaltar que estar alimentado entre 9 e 11 h pode melhorar a concentração, pois a energia pura (proveniente da transformação dos alimentos) é enviada ao cérebro pela função ascendente do baço (*pi*), que contribui para a capacidade de raciocínio e o pensamento analítico. Por isso, um indivíduo com muita mucosidade (*tan yin*) também pode ter dificuldade de raciocinar com clareza, o que confirma a necessidade de uma alimentação saudável e livre de gorduras.

Deve-se reservar esse horário da manhã para fazer atividades que demandam muita presença e concentração, como uma reunião de negócios ou estudos. Aliás, o melhor horário para estudar e absorver informações é o período da manhã, pois embora muitas pessoas relatem sentirem-se mais dispostas para estudar durante a noite, não se deve sobrecarregar a mente e o cérebro de madrugada, para não comprometer o sono e as funções fisiológicas do organismo.

## Tabela 8.2 Sugestões variadas para o lanche da manhã.

| Deficiência de *yin* (tendência ao corpo quente e seco) |
| --- |
| Frutas frescas com linhaça e gergelim |
| Suco de frutas |
| Chás diversos |
| Bolos integrais caseiros |

| Deficiência de *yang* (tendência ao corpo úmido e frio) |
| --- |
| *Mix* de sementes |
| Frutas assadas com cardamomo |
| Chás diversos |
| Biscoitos integrais caseiros |

# Almoço

O período entre 11 e 13 h é o horário do intestino delgado (*xiao chang*), que pertence ao movimento fogo e, segundo a teoria dos cinco movimentos (*wu xing*), representa o ápice da energia desse elemento. Na natureza, o ápice da luminosidade é, de fato, ao meio-dia, horário em que o sol está mais forte. Por isso, o organismo está em grande atividade, e não é recomendado que o almoço seja consumido nesse horário.

Entre 13 e 15 h ainda prevalece o movimento fogo, com o ápice da energia do coração (*xin*). Nesse sentido, é preferível que o almoço seja realizado após as 13 h e 30 min, quando as funções já estão amenizadas e justamente para que o pico de energia não seja perdido bruscamente, pois a digestão demanda muita energia. Não é à toa que o rendimento cai após o almoço. Embora esse momento ainda seja intenso para o organismo, é importante almoçar para reabastecê-lo com alimentos que possam nutrir o corpo como um todo, não perder energia e para que o jantar seja realizado por volta das 19 h e 30 min. Caso contrário, o jantar será muito tarde, o que é ainda pior.

Portanto, deve-se almoçar depois das 13 h e 30 min, fazendo uma pausa de 30 min para facilitar a digestão.

É importante lembrar que o movimento fogo atua na transformação da energia (*qi*) em sangue (*xue*), que, por sua vez, é sintetizado pelo coração (*xin*). Como o sangue (*xue*) é a substância fundamental para a nutrição do corpo, deve-se ingerir alimentos de todos os grupos para que todo o corpo seja beneficiado, como grãos, cereais, vegetais e proteínas, de preferência contendo os cinco sabores (Tabela 8.3).

Muitos indivíduos relatam sentir sono após as refeições, especialmente depois do almoço. O principal motivo é o fato de a digestão promover grande gasto de energia, ocasionando cansaço, e será pior se a refeição for pesada e demandar ainda mais esforço do aparelho digestivo.

Os chineses costumam beber chás ou água morna durante as refeições ou associá-las a sopas e caldos, pois a natureza morna dos chás e dos caldos é benéfica e auxilia na digestão, diferentemente dos líquidos frios. Após as refeições, deve-se dar preferência aos chás de sabor doce, para melhorar a digestão, como os chás de erva-doce e

Tabela 8.3 Sugestões variadas para o almoço.

| Deficiência de *yin* (tendência ao corpo quente e seco) |
| --- |
| Folhas verdes cruas |
| Vegetais crus |
| Caldo de vegetais |
| Grãos cozidos |
| Leguminosas |
| Carnes grelhadas |
| Massas à base de arroz |
| Ervas frescas refrescantes |

| Deficiência de *yang* (tendência ao corpo úmido e frio) |
| --- |
| Folhas verdes cozidas |
| Vegetais cozidos |
| Legumes ao vapor |
| Grãos cozidos |
| Leguminosas cozidas |
| Carnes assadas |
| Especiarias moídas na hora e picantes |

capim-cidreira. O chá-verde (*camellia sinensis*) é mais indicado para consumo ao longo do dia, por sua natureza amarga, mas também pode ser ingerido após as refeições, conforme os hábitos orientais.

Para a sobremesa, deve-se dar preferência às frutas cítricas, como abacaxi, laranja e tangerina, pois possibilitam a síntese do ferro e contribuem com o processo digestivo. Ao comer doce na sobremesa, deve-se dar preferência às compotas e aos doces caseiros, sem tornar isso um hábito diário.

## Lanche da tarde

No horário do lanche da tarde, entre 16 e 17 h, a bexiga (*pang guang*) tem seu ápice de energia; por isso, é importante fazer uma pausa no trabalho, ir ao banheiro e beber algo, seja água, chá ou suco. Nesse horário convém ingerir mais líquidos, para promover a limpeza do organismo e facilitar o trabalho da bexiga, eliminando as toxinas. Conforme a pirâmide alimentar asiática, a quantidade de líquido sugerida é de 6 a 8 copos de 200 m$\ell$ por dia, cerca de 1,5 $\ell$ de água. No entanto, essa ingestão pode variar conforme as necessidades do indivíduo, devendo-se beber conforme a sede (Tabela 8.4).

A dificuldade de beber líquidos e a sede excessiva podem ser sanadas com a ingestão frequente de alimentos úmidos e refrescantes, como pera e melancia, ou com o maior consumo de caldos e sopas. Entretanto, a sede excessiva deve ser investigada, pois pode estar associada aos sintomas de calor.

Todo líquido deve ser ingerido em temperatura ambiente ou morna, para não acometer as funções orgânicas. Na concepção oriental, a temperatura gelada não faz bem

## 102   Saúde e Longevidade na Mesa

Tabela 8.4 **Sugestões variadas para o lanche da tarde.**

| Deficiência de *yin* (tendência ao corpo quente e seco) |
|---|
| Chás diversos |
| Sucos frescos diversos |
| Frutas frescas |
| Sementes: amêndoas, nozes, castanhas, macadâmia, abóbora |

| Deficiência de *yang* (tendência ao corpo úmido e frio) |
|---|
| Chás diversos |
| Sucos frescos diversos |
| Frutas secas |
| Sementes: nozes, pistache, amendoim, girassol, pinhão |

e dificulta as funções do organismo. Além disso, o corpo tem um calor interno natural para que as funções sejam realizadas; assim, o hábito de alimentar-se constantemente com alimentos gelados o prejudica.

Para restabelecer a energia e fugir do cansaço comum no período da tarde, especialmente nas pessoas que apresentam deficiências nos rins (*shèn*) e na bexiga (*pang guang*), a sugestão é o consumo de alimentos de natureza salgada, como sementes e nozes, além dos chás. As sementes devem ser consumidas sem sal, pois já têm o *qi* e a direção de energia que beneficiam os rins (*shèn*), e diariamente, mas sem exceder 30 g – o famoso "punhadinho" com as mãos.

# Jantar

A Medicina Tradicional Chinesa considera o horário do jantar, entre 19 h e 20 h e 30 min, o do pericárdio (*xin bao*), membrana que envolve o coração e tem suas funções relacionadas com o coração (*xin*) e o movimento fogo.

O movimento fogo surge durante o almoço, quando o sol está radiante, nos horários do intestino delgado (*xiao chang*) e do coração (*xin*), justamente para sintetizar a energia (*qi*) dos alimentos em sangue (*xue*). Por isso, a última refeição do dia deve ser feita nesse horário. O jantar deve conter alimentos nutritivos, mas de fácil digestão, sabor suave e natureza *yin*, como sopas e caldos.

Enquanto os alimentos de característica *yang* estimulam as atividades do organismo e da mente, sua demanda maior ocorre durante o dia, enquanto os alimentos de natureza *yin* são substanciais e nutrem o organismo, tendo sua maior demanda durante a noite – período *yin* (Tabela 8.5).

Não é necessário consumir alimentos que aumentem a energia durante a noite, por causa do período de sono; assim, estimulantes, como café e chá-preto, são contraindicados para o horário e proibidos para quem sofre de insônia ou ansiedade.

No fim do dia, o corpo termina de sintetizar tudo que o indivíduo comeu, para que se torne nutriente e seja devidamente aproveitado pelo organismo. O *yin* suficientemente "produzido" pelo organismo é armazenado para nutrir todas as estruturas, os ossos, o sangue, a pele, o cabelo, os pelos, o cérebro e os órgãos, conforme relata Bob

## Passo 8 ❖ Respeite os Horários  103

Tabela 8.5 Sugestões variadas para o jantar.

| Deficiência de *yin* (tendência ao corpo quente e seco) |
|---|
| Salada crua |
| *Mix* de brotos |
| Cogumelos |
| Caldo de vegetais |
| Caldo de carne |
| Tofu fresco |
| Ervas refrescantes |
| **Deficiência de *yang* (tendência ao corpo úmido e frio)** |
| Salada de camarão |
| Vegetais cozidos com alho |
| Sopa de vegetais ou de frango |
| Assado de legumes |
| Peixes com gengibre ou pimenta |
| Salteado de tofu |
| Especiarias picantes |

Flaws (1998): "a essência dos alimentos é estocada nos rins, principalmente à noite, quando dormimos, por isso é que o sono e o descanso são importantes". Assim, o pico da renovação celular é à noite, durante o sono.

Quem sofre de desarmonias relativas à deficiência do *yin*, como artrite, artrose, gastrite, osteoporose, insônia, hipertensão, enxaqueca e ansiedade, não pode deixar de se alimentar durante a noite e deve aproveitar esse momento para nutrir o *yin* e não agravar sua própria deficiência, seja estrutural, seja nutricional. O alimento que se tornou *yin* ajuda a harmonizar tal deficiência, contribuindo para a melhora da doença.

O jantar jamais deve ser retirado do cardápio. Muitas pessoas confundem a quantidade com a qualidade; no jantar, a qualidade deve ser mantida e a quantidade deve ser menor, por isso os alimentos escolhidos devem ser nutritivos.

Depois das 23 h é muito importante que o indivíduo descanse com 8 h de sono, preferencialmente interruptas. Às 23 h, prevalece o horário da madeira, representada no corpo pelo fígado (*gan*) e pela vesícula biliar (*dan*). Esses órgãos realizam uma atividade importante: a liberação de enzimas que auxiliam a digestão e atuam na quebra de gorduras, colaborando com o processo de desintoxicação de tudo o que é ingerido ao longo do dia. Por isso, nesse horário, não se deve comer nem beber, e sim deixar que o fígado (*gan*) atue na desintoxicação do organismo. Isso é ainda mais indicado para pessoas que sofrem de colesterol alto ou que retiraram a vesícula biliar.

É igualmente importante não ingerir álcool em nenhum horário e evitá-lo, principalmente no horário do fígado (*gan*), entre 1 e 3 h da manhã, conforme as indicações de Peter Mole (2007):

> Se a pessoa teve uma refeição pesada tarde da noite ou se bebeu álcool, mesmo que haja sono e o indivíduo vá se deitar, estará alterando sua fisiologia, uma vez que as duas atividades forçam o fígado. (...) Beber álcool quando o fígado se encontra em seu ponto mais vulnerável em geral afeta a pessoa muito mais do que se tivesse bebido mais cedo.

É importante não realizar atividade física de madrugada, para não sobrecarregar o corpo, deixando-se descansar depois das 23 h.

É interessante observar que a digestão completa ocorre em 24 h, e é principalmente à noite que tudo que é ingerido se converte em *yin*, ou seja, em nutrientes. Os nutrientes (*yin*) dão suporte às funções (*yang*); por isso, os chineses entendem que o equilíbrio entre *yin* e *yang* mantém a vida. Enquanto a nutrição é *yin*, a atividade física é *yang*, e juntos eles formam um corpo saudável. Portanto, para perder peso, não adianta deixar de comer ou apenas seguir uma dieta balanceada. O equilíbrio também precisa vir da qualidade de vida, que envolve o sono, a atividade física e as relações sociais, mentais e espirituais do indivíduo.

Ao acordar, é essencial que as funções intestinais estejam em alta. Entre 5 e 7 h da manhã, o intestino grosso (*da chang*) é o responsável pela eliminação de resíduos pelas fezes, finalizando o processo digestivo que se iniciou no dia anterior. No período das 3 às 7 h, o horário do movimento metal prevalece. O metal é representado no corpo pelos pulmões (*fei*) e pelo intestino grosso (*da chang*), e seu movimento atua no eixo de entrada e saída – entrada de oxigênio e de *qi* pela inspiração e saída de fezes.

O corpo elimina o que não serve para o organismo, mas além de eliminar os resíduos do corpo, é importante eliminar os resíduos da mente. No horário do metal, deve-se aproveitar para fazer exercícios respiratórios antes da primeira refeição. A meditação ajuda a elevar a mente e a iluminar o espírito, devendo também ser feita nesse horário. Essas são maneiras efetivas de desintoxicar a mente (*shén*).

É necessário salientar que existem diferenças nutricionais conforme a saúde de cada um. Desse modo, um cardápio ou uma orientação é selecionado conforme a condição de cada indivíduo. A dietoterapia chinesa é sugerida mediante avaliação e diagnóstico por diferenciação de síndromes da Medicina Tradicional Chinesa. Isso significa que deve haver uma variação dos alimentos de acordo com o estado de saúde no momento e a constituição do indivíduo.

Para aqueles que atravessam fases difíceis e precisam se fortalecer diante da vida, é indispensável que o consumo de alimentos de natureza *yang* aumente. No entanto, quando o indivíduo apresenta infecção, inflamação ou doenças crônicas, os alimentos de natureza *yang* devem ser evitados. Esses indivíduos devem evitar a ingestão de alimentos que provocam calor, como frituras, álcool, chocolates, mariscos e frutos do mar, além de especiarias de natureza quente, como noz-moscada, pimenta, cardamomo e *curry*.

# Dicas para a perda de peso

## *Não pular as refeições*

É muito importante respeitar os horários da alimentação e, sobretudo, não pular as refeições. Perder peso, na visão oriental, consiste em substituir aquilo que não nutre por alimentos que fortalecem. Se a escolha é consciente e saudável, não há necessidade de pular refeições, e sim de aproveitar esse momento para nutrir o corpo.

## Evitar carne e laticínios

Conforme visto na pirâmide alimentar, a carne e os laticínios levam à formação de agentes patogênicos, como muco e calor, que contribuem para o aumento de peso e a formação de massas e nódulos. Para perder peso, é fundamental evitar o consumo excessivo desses produtos e substituí-los por alimentos saudáveis, naturais e livres de gorduras.

## Acrescentar os sabores picante e amargo

Estimular o paladar com sabores exóticos e que contribuem para a eliminação de resíduos, como os sabores picante e amargo, que também equilibram a vontade de comer doces.

## Tomar mais chá

Os líquidos são indispensáveis ao organismo, mas os chás são essenciais na redução de inchaços, na lubrificação dos intestinos e na hidratação da pele. São indicados os chás de hibisco, que melhora o edema; de gengibre, que estimula o metabolismo; e o chá-verde, que aumenta a disposição e melhora as funções digestivas.

## Aliar-se aos suplementos naturais

É muito comum o consumo de medicamentos nas dietas para perder peso; no entanto, eles não são sugeridos para uso em longo prazo. Suplementos naturais, como as cápsulas de algas (espirulina ou *chlorella*), favorecem a perda de peso e ainda contribuem para a nutrição do organismo. São indicadas também as cápsulas de óleo de cártamo e *centella asiatica*, que favorecem a queima de gorduras.

## Consumir vegetais

O reino vegetal é abundante em nutrientes necessários ao organismo. Entre eles estão os grãos, as leguminosas, as sementes, os frutos, as frutas e as verduras, que devem ser consumidos integrais para a nutrição completa.

## Consumir sementes com ômega 3

Para a perda de peso, é fundamental recorrer aos alimentos ricos em ômega 3, pois eles favorecem a limpeza das artérias, livrando o organismo das gorduras e favorecendo o sistema circulatório. As sementes de linhaça, chia e amaranto são boas fontes de ômega 3.

## Reduzir o sal e os alimentos industrializados

Reduzir o sal é essencial para diminuir o inchaço e favorecer a circulação. No entanto, é importante evitar também o consumo excessivo de produtos industrializados, pois muitos deles são ricos em sódio, o componente do sal, além de outros ingredientes e substâncias que agridem o organismo, como óleo de soja, glutamato monossódico e aromatizantes.

## Substituir o açúcar branco

Outra dica é a substituição dos açúcares e adoçantes por ingredientes nutritivos e doces, como mel, estévia e açúcar de coco.

## Movimentar-se

É importante ativar o corpo e a mente com exercícios e atividades, pois, para o organismo funcionar melhor, é fundamental manter-se na ativa. Esse tema será abordado no Passo 9 – Movimente-se.

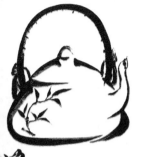

# Passo 9
# Movimente-se

## Introdução

A importância de uma alimentação equilibrada para o fortalecimento da constituição dos indivíduos foi abordada no Passo 4 – Remova os Excessos e no Passo 5 – Equilibre a sua Constituição. Além da alimentação, no entanto, a base da pirâmide alimentar asiática também considera a necessidade da prática regular de exercício físico para o melhor funcionamento do organismo.

A prática de atividade física impulsiona o metabolismo (transformações) e as funções intestinais, favorece o funcionamento dos pulmões e facilita a digestão e a circulação de energia e sangue. Na China, é comum observar pessoas de todas as idades exercitando-se no período da manhã, muitas vezes ao nascer do sol.

É importante lembrar do perigo de realizar atividade física em jejum, o que é cada vez mais comum entre os jovens que desejam perder peso. Durante a atividade física, o corpo requer energia (*qi*), que provém justamente dos alimentos. Desse modo, os alimentos que promovem o *qi* (dão energia) e aqueles que estimulam a circulação devem ser consumidos com regularidade quando a atividade física é constante. São eles:

- Alimentos que promovem o *qi*: frutas frescas e secas, grãos e cereais integrais, mel, folhas verdes, *ginseng*, batata-doce e cogumelos
- Alimentos que mobilizam a circulação: alho, *ginko biloba*, hortelã, gengibre, cravo, cardamomo, castanhas e aipo.

Como a atividade física é uma ação que demanda energia e impulsiona a circulação, o baço e o fígado devem ser fortalecidos quando houver sintomas de fraqueza, por excesso de atividades. Dessa maneira, os alimentos que tonificam diretamente esses dois órgãos devem ser consumidos com frequência.

Um dos maiores objetivos das pessoas ao realizar atividade física está na perda de peso. Para perder peso, é essencial impulsionar a circulação sanguínea e promover a transpiração, ou seja, aumentar o retorno cardiorrespiratório, e esse aumento é possível graças à atividade física, que promove energia e impulsiona as transformações.

Quem está em forma e deseja somente manter a saúde deve investir em alimentos que tonificam o *qi*, entretanto, quem deseja realmente perder peso deve investir em alimentos que tonificam o *yang* para favorecer a queima de gorduras. Por isso, os alimentos de sabor ácido e picante são indicados para quem deseja perder peso, pois estimulam a eliminação e a transformação, respectivamente, enquanto os alimentos de sabor doce são indicados para quem deseja fortalecer sua constituição, por meio da tonificação do baço (*pi*) e do estômago (*wei*).

Assim, a alimentação e a nutrição são de caráter *yin*, sendo substanciais e envolvendo os nutrientes, e a atividade física é *yang*, pois estimula o movimento e as funções orgânicas, condicionando o indivíduo para a saúde e proporcionando-lhe plena disposição. Assim, *yin* e *yang* se mostram novamente opostos complementares.

## Deficiência de *yin* e atividade física

Para indivíduos de constituição relativa à deficiência de *yin*, é essencial buscar atividades físicas que acalmem a mente, promovam a consciência corporal e não demandem tanta queima de gorduras ou de calorias, pois eles já sofrem com algum nível de desnutrição e fraqueza e o excesso de atividades pode agravar sua constituição física.

Normalmente, esses indivíduos transpiram muito, e ainda mais durante as atividades. Por isso, é importante consumir líquidos durante a atividade física e depois dos treinos, como caldos e sucos (não necessariamente quentes), para hidratar o organismo e promover os fluidos corporais.

Bons exemplos de atividades físicas para os indivíduos com deficiência de *yin* são: *yoga*, *tai chi chuan*, pilates, *lian gong*, alongamento, danças, caminhadas e esportes em meio à natureza. Também é importante, depois de qualquer atividade dar ao corpo um momento de descanso e relaxamento, para restabelecer a conexão consigo mesmo.

---

**Constituição de deficiência de *yin***

**Princípio do tratamento:** consumir alimentos que tonificam o *qi* e acalmam a mente, promover resistência e fortalecer a musculatura
**Atividades:** *yoga*, pilates, artes marciais, dança de salão, ginástica, surfe, natação, hidroginástica, golfe, ciclismo e atletismo
**Melhor horário:** ao entardecer, até as 21 h
**Opções para consumo antes da atividade física:** pão ou torrada integral com pasta de grão de bico ou patê de origem vegetal, suco de fruta natural e dez sementes de *goji berry*
**Opções para consumo depois da atividade física:** folhas verdes e cenoura crua, pepino ou palmito, omelete, atum ou frango
**Dica adicional:** investir no consumo regular de sementes oleaginosas, que lubrificam os intestinos e as articulações. A deficiência de *yin* em longo prazo acarreta perda de fluidos, e as oleaginosas lubrificam as estruturas, impedindo condições de artrite, artrose e osteoporose. O consumo de *goji berry* também é essencial para a nutrição do *yin* dos rins (*shèn*) e do fígado (*gan*)

O horário mais adequado para quem apresenta a constituição de deficiência de *yin* é o período da noite, desde que as atividades sejam para acalmar a mente e o corpo, como a *yoga*. Naturalmente, as atividades que envolvem condicionamento e resistência, como a caminhada ou a musculação, devem ser realizadas no período da manhã, para não agitarem a mente antes de dormir.

## Deficiência de *yang* e atividade física

Para indivíduos de constituição relativa à deficiência de *yang*, é essencial buscar atividades físicas mais intensas, que mobilizem a circulação, promovam o calor e aqueçam. Esses indivíduos, no entanto, são os que menos praticam ou gostam de atividades físicas, pois a energia e a disposição para realizá-las podem parecer muito baixas. Contudo, ao iniciá-las, o funcionamento do organismo melhora e a pessoa se anima, sente-se aquecida e não sofre mais com extremidades frias ou reumatismos. Além disso, a perda de peso é facilitada, a musculatura torna-se firme e a postura é alinhada, o que pode trazer melhora nas dores lombares.

A deficiência de *yang* envolve o enfraquecimento, principalmente do baço (*pi*) e dos rins (*shèn*). Nesse sentido, as raízes e as algas são as melhores aliadas para seu fortalecimento. Para promover calor, deve-se consumir raízes cozidas e temperar os alimentos com gengibre fresco ou ervas aromáticas e picantes, como cardamomo em pó, alecrim, canela, açafrão e anis estrelado.

### *Vegetarianos*

Para os vegetarianos, indica-se tomar suco verde ou de laranja com beterraba e cenoura, para tonificar o sangue, e acrescentar espirulina em pó ou em cápsulas. A espirulina é a maior fonte de proteínas encontrada na atualidade. Ela age no fígado e, por ser uma alga, também tonifica o movimento água, que envolve os rins (*shèn*) e a bexiga (*pang guang*).

Indica-se também o consumo de dang gui (*Angelica sinensis*), erva chinesa que tonifica o sangue e fortalece a constituição, a fim de dispor de energia para as práticas diárias. O *dang gui* pode ser encontrado seco ou em cápsulas.

---

**Constituição de deficiência de *yang***

**Princípio de tratamento:** consumir alimentos que tonificam o *yang*, promovem calor, eliminam gorduras e facilitam a perda de peso
**Atividades:** musculação, aeróbica, corrida, boxe, futebol, voleibol, basquete e handebol
**Melhor horário:** ao amanhecer, até as 11 h.
**Opções para consumo antes da atividade física:** banana ou mamão com aveia, chia ou flocos de amaranto e chá de gengibre ou de *ginseng*
**Opções para consumo depois da atividade física:** caldo de vegetais ou raízes cozidas (inhame, cará, batata-doce, bardana) e omelete, sardinha ou frango
**Dica extra:** incrementar a perda de peso consumindo cápsulas de *chlorella*, alga que favorece os rins (*shèn*). Também é possível consumir cápsulas de óleo de cártamo, que favorecem a perda de gordura abdominal, e de *Centella asiática*, para melhorar as condições de celulite

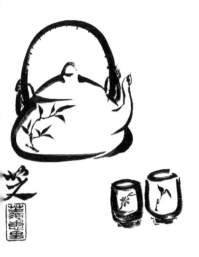

# Passo 10
# Nutra seu Espírito

A expansão e a elevação da consciência têm sido temas muito abordados atualmente, sobretudo no ambiente holístico. No entanto, o entendimento da palavra *consciência* pode variar conforme o referencial utilizado por cada indivíduo. A ciência, por exemplo, a considera como uma função do cérebro, a psicologia a entende pelo conceito da alma (psique) e os chineses a atribuem ao espírito (*shén*).

A consciência, chamada de *shén* pelos chineses, conecta a mente ao corpo, trazendo presença, vida, virtudes, comportamento, comunicação e muitas outras funções de caráter cognitivo, emocional e espiritual, assim como os sentimentos e as emoções. *Shén* é a consciência individual, que também está naturalmente associada à consciência coletiva ou universal.

Nesse sentido, os tratamentos em Medicina Tradicional Chinesa atuam principalmente na preservação da consciência, para que o indivíduo possa se manter feliz, em paz e saudável, acelerando seu processo de cura. Zhang Jiebin, comentarista do Clássico do Imperador Amarelo (*apud* la Vallée, 1992), dizia que "antes de tudo, é importante tratar o espírito do indivíduo", ou seja, tratar as enfermidades equilibrando seu espírito e clareando sua consciência, para facilitar a resposta do corpo à doença, pois, como se sabe atualmente, por meio da física quântica, a consciência conduz a energia tanto na mente quanto no corpo.

Conforme Lorie Dechar (2006) relata em *The Five Spirits*: "O objetivo deste método de tratamento é restaurar a comunicação entre a mente e o corpo para trazer a pessoa mais próxima da experiência de integridade e conexão com o Tao".

De acordo com a tradição taoísta, o *Tao* refere-se ao todo, ao caminho e à experiência de Unidade. A doença é um processo que fragmenta o indivíduo e, consequentemente, o enfraquece. Ao perder a vitalidade, ele deixa de sentir-se parte da Unidade; por isso, muitas pessoas doentes e debilitadas têm a impressão de que perderam seu lugar no universo.

Não é por acaso que as pesquisas demonstram que as práticas espirituais atuam na promoção de saúde. Resgatar a consciência por meio do espírito é uma oportunidade de cura e de volta à vida. Por isso, ter uma alimentação saudável e com alimentos naturais é uma oportunidade para trazer de volta a força da terra e da natureza a fim de facilitar essa reconexão. Este é o poder dos alimentos naturais, somente eles podem promover energia (*qi*) e força (*yang*), a modernidade e a indústria de alimentos não têm essa habilidade.

Somente com a consciência elevada e o corpo integrado (corpo, mente e espírito) pode-se recuperar a sensação de pertencimento ao universo e, posteriormente, reconhecer sua missão dentro dele.

Entender o papel da consciência e da mente na saúde é também o princípio das doenças psicossomáticas, muito estudadas na Medicina. É indiscutível o quanto a mente influencia os processos fisiológicos e pode desencadear diversos desequilíbrios. Durante a doença, a consciência fica perturbada. Os chineses entendem esse momento como "distúrbio de *shén*", situações que envolvem distúrbios emocionais e doenças psiquiátricas. Para eles, quando a doença atinge o corpo, ela já está comprometendo a mente do indivíduo há muito tempo. Assim, o último passo, tão importante quanto os anteriores, é elevar a consciência e nutrir o espírito por meio de virtudes, como amor, paz, tranquilidade, generosidade, paciência, tolerância, humildade, alegria e confiança.

As escolhas diárias dos indivíduos podem enfraquecê-los, seja por meio de alimentação pobre ou inadequada, seja por causa de emoções negativas. Não é preciso ser um profissional da saúde para perceber o quanto um ataque de raiva prejudica as funções do estômago e como o medo faz tremer o interior. Além disso, qualquer um que se sente depressivo percebe como seu corpo enfraquece à medida que se entristece, tornando seu acesso à saúde ainda mais difícil. Por isso, é essencial aprender a elevar a consciência e nutrir o espírito com pensamentos, sentimentos e alimentos de qualidade.

Ao abordar as emoções e os sentimentos, não se está estimulando a negação ou o disfarce daquilo que é ruim, mas sim a sabedoria interna do indivíduo e a transformação para lidar melhor com as dificuldades e expandir todos os conceitos sobre a vida, abrir a mente e aprender com as situações. Como disse a Dra. Elizabeth Kubler-Ross (1998) em *A Roda da Vida*, "quando aprendemos as lições, a dor vai embora".

Não adianta dar nove passos em direção à alimentação saudável se o espírito não estiver lúcido e limpo. Assim como uma casa precisa de limpeza e de cuidado constante, o espírito, ou seja, a consciência, também precisa, e as práticas espirituais favorecem isso, seja a meditação, a oração, os cantos e todas as formas de devoção e integração.

É impossível sentir-se bem e saudável sem livrar-se das toxinas do corpo e da mente. Nas palavras de Arantes (2011), do Centro de Cuidados Paliativos do Hospital Albert Einstein:

> A pessoa pode estar biologicamente curada, mas se a percepção de tristeza, abandono, culpa, quebra das relações interpessoais importantes, falta de recursos financeiros e perda de sentido da vida, que acompanharam o período de adoecimento, permanecerem presentes, apesar da ausência de sinais e sintomas, essa pessoa ainda está gravemente doente.

É preciso, a cada dia, livrar-se de hábitos nocivos e transmutar as dificuldades em lições e aprendizados. A sabedoria taoísta, na qual se baseia a Medicina Tradicional Chinesa, ensina que a transformação precisa acontecer em todos os níveis: no alimento que se transforma em sangue, no pensamento que origina uma atitude e na emoção que encontra uma razão. A transformação demonstra que houve, sobretudo, evolução, desde a energia até a matéria. Desse modo, também é importante entender a doença como um caminho para a consciência, pois ela sempre oferece lições, reflexões e novos comportamentos.

O Dr. Edward Bach (2006), famoso médico inglês e pai da terapia floral, dizia que:

> Obedecer aos mandamentos do nosso Eu Superior, aos quais aprendemos através da consciência, do instinto e da intuição, é o que importa. As doenças reais e básicas do homem são certos defeitos, como o orgulho, a crueldade, o ódio e o egoísmo (...), e se cada um deles for considerado individualmente, notar-se-á que todos são contrários à unidade. Tais defeitos constituem a verdadeira doença, e a continuidade destes defeitos ocasiona no corpo o que conhecemos como enfermidade.

Não é necessário ficar doente ou perder a saúde para estar consciente e entender a si mesmo. Sugere-se que cada passo na vida seja dado com o devido cuidado consigo mesmo e com o outro, afinal, não se vive sozinho, e que as virtudes, como o amor, a paz e o respeito, possam ser as bases para a sustentação de uma vida saudável. Por isso, o autoconhecimento e o autocuidado são as chaves para a promoção de saúde, pois é importante sentir-se bem, mesmo ao envelhecer.

Sobre o processo de adoecimento e envelhecimento, Arantes (2011) salienta que:

> Nossos desejos e vontades se manifestam pela integração de nossas dimensões emocional, social, profissional e até espiritual. Essa integridade está ameaçada diante da doença (biológica), e essa ameaça nos fragiliza e nos torna vulneráveis ao medo da morte e do sofrimento que a cerca (...) e a melhor forma de alcançar a imortalidade é através da nossa história de vida, ou seja, da nossa biografia.

Fazer as pazes com a própria história e compreender os mecanismos do corpo e da doença ajudam na recuperação da saúde. Nesse sentido, ganhar a consciência pode proporcionar um novo olhar e um melhor entendimento de si mesmo.

A boa notícia é que existem diversas ferramentas para isso, por meio das artes, das terapias, da psicologia e das práticas espirituais. Também é possível utilizar as práticas corporais e a boa alimentação, desde a escolha até o preparo dos alimentos, com cuidado e dedicação. As ferramentas estão prontas para serem usadas e escolhidas, com consciência, sabedoria e profundidade.

No caminho para a alimentação saudável, expandir a consciência é dar dez passos: alimentar, conhecer, entender, remover, equilibrar, observar, escolher, respeitar, movimentar e nutrir o interior, olhando e reconhecendo dentro o que o corpo, muitas vezes, só mostra do lado de fora.

# Referências Bibliográficas

Arantes AC. Saúde na morte. In: Bloise P. (org.) Saúde integral. 1. ed. São Paulo: Senac; 2011.

Auteroche B. O diagnóstico na medicina chinesa. São Paulo: Andrei; 1992.

Bach E. Os remédios florais do Dr. Bach. 19. ed. São Paulo: Pensamento; 2006.

Brasil. Ministério da Saúde. Guia alimentar para a população brasileira. Brasília: Ministério da Saúde; 2008.

Cherng WJ. Iniciação ao taoísmo. 2. ed. Rio de Janeiro: Mauad; 2010. v. 1.

Chia M. O tao da sabedoria emocional. 1. ed. São Paulo: Cultrix; 2011.

Clavey S. Fisiologia e patologia dos fluidos na medicina tradicional chinesa. São Paulo: Roca; 2000.

Clissold L. Por que as chinesas não contam calorias. 1. ed. Rio de Janeiro: Objetiva; 2008.

Dechar LE. The five spirits. New York: Lantern Books; 2006.

Flaws B. The tao of healthy eating. Boulder: Blue Poppy Press; 1998.

Kaptchuk T. The web that has no weaver. 2. ed. Chicago: McGraw-Hill; 2000.

La Vallée ER, Larre C. Os movimentos do coração. São Paulo: Pensamento; 1992.

Lu HC. Alimentos chineses para longevidade. 1. ed. São Paulo: Roca; 1997a.

Lu HC. Curas herbais chinesas. 1. ed. São Paulo: Roca; 1999.

Lu HC. Sistema chinês de curas alimentares. 1. ed. São Paulo: Roca; 1997b.

Maciocia G. O diagnóstico da língua. São Paulo: Roca; 2003.

Maciocia G. Os fundamentos da medicina tradicional chinesa. São Paulo: Roca; 1996.

Mole P. Acupuntura constitucional dos cinco elementos. 1. ed. São Paulo: Roca; 2007.

Panizza ST. Como prescrever ou recomendar plantas medicinais e fitoterápicos? São Paulo: Conbrafito; 2010.

Pitchford P. Healing with whole foods. 3. ed. Berkeley: North Atlantic Books; 1993.

Ross EK. A roda da vida. 1. ed. Rio de Janeiro: Sextante; 1998.

Ross J. Sistemas de órgãos e vísceras da medicina tradicional chinesa. 2. ed. São Paulo: Roca; 2003.

Weil A. Spontaneous healing. 1. ed. New York: Ballantine Books; 1996.

Yamamura Y. Alimentos: aspectos energéticos. 1. ed. São Paulo: Triom; 2001.

Yifang Z, Yinzhi Y. Your guide to health with foods and herbs. Shangai: Shangai Press; 2012.

# Índice Alfabético

## A

Abacate, 74
Abacaxi, 74
Abóbora, 63, 80
Acelga, 63
Ácido, 47, 48
Açúcar, 88
Acupuntura, 5
Afundar, 51
Agente(s) patogênico(s), 25
- alimentos indicados para a remoção dos, 37
- externo(s), 26, 29
- interno(s), 26, 30
Agrião, 64
Água, 92
- de coco-da-baía, 93
Aipo, 64
Alcachofra, 65
Alergia, 37
Alface, 64
Algas marinhas, 83
Alho, 64
Alho-poró, 65
Alimentação
- inadequada, 53
- para a deficiência de *yang*, 45
- para a deficiência de *yin*, 45
Alimentos
- natureza dos, 47
- - fria, 50
- - morna, 49
- - neutra, 50
- - quente, 49
- - refrescante, 50
- propriedades energéticas dos, 51
- que desintoxicam o organismo, 53
- que eliminam

- - calor patogênico, 52
- - frio patogênico, 52
- - umidade patogênica, 52
- que facilitam a formação e nutrição do sangue (*xue*), 51
- que mobilizam e tonificam o *qi*, 52
- que movem o sangue (*xue*), 51
- que nutrem
- - o *yang*, 51
- - o *yin*, 51
- que umedecem o organismo, 52
Alma corpórea
- fígado (*gan*), 14
- pulmão (*fei*), 19
Almoço, 100
Amaranto, 57
Amargo, 47, 48
Ameixa, 74
Amêndoas, 80
Amendoim, 80
Amora, 74
Anis-estrelado, 95
Arroz integral, 57
Arteriosclerose, 27
Articulações, 14
Ascender, 50
Aspargo, 65
Atividade física, 107
- deficiência de *yang* e, 109
- deficiência de *yin* e, 108
Auscultação, 32
Aveia, 58
Azeitona, 65

## B

Baço (*pi*), 16
- boca, 17

# 118 Saúde e Longevidade na Mesa

- deficiência de *yang*, 44
- metabolismo, 17
- músculos, 17
- paladar, 17
- pâncreas, 16
- pensamento e o *yi*, 17
- sinais de que não está bem, 18
- sistema digestivo, 16
Banana, 74
Bardana, 66
Batata, 66
Batata-doce, 66
Bebida(s), 92
- alcoólica, 93
Berinjela, 67
Beterraba, 67
Bile, 14
Boca, 17
Brócolis, 67
Brotos, 62, 67

## C

Cabelos, 20
Café, 93
Café da manhã, 98
Caldo de cana, 93
Calor
- patogênico, 52
- sintomas, 24
Camarão, 84
Camomila, 95
Canela, 90
Caqui, 75
Cará, 67
Caranguejo, 84
Cardamomo, 91
Carne(s), 88
- bovina, 89
- de cordeiro, 90
- de frango, 86
- de porco, 90
Cáscara sagrada, 95
Castanhas, 79, 80
Cavalinha, 95
Cebola, 68
Cebolinha, 68
Cenoura, 68
Centeio, 58
*Centella* asiática, 95

Cereais integrais, 57
Cérebro, 19
Cereja, 75
Cevada, 58
Chás, 94
Cheiro-verde, 91
Chia, 81
Chicória, 68
*Chlorella*, 95
Chocolate, 88
Chuchu, 69
Coentro, 91
Cogumelos, 69
Colesterol, 61
- ruim, 27
Consciência, 111-113
Consumo
- diário, 45
- frequente, 45
- moderado, 45
- raro, 45
Coração (*xin*), 16
- deficiência
- - de *yang*, 44
- - de *yin*, 42
- desequilíbrios da fala, 16
- espírito, 15
- face, 15
- língua, 15
- mente (*shén*), 15
- pesadelos, 16
- sangue, 15
- sentimentos, 16
- sinais de que não está bem, 16
- sudorese, 15
- tato, 16
- vasos, 15
Couve, 69
Couve-flor, 69
Cravo, 91
Crescimento, 19

## D

Damasco, 75
Deficiência, 25
- de *yang*, 39, 43
- - alimentação para a, 45
- - atividade física e, 109
- - equilíbrio da, 44
- de *yin*, 39, 41

# Índice Alfabético 119

- - alimentação para a, 45
- - atividade física e, 108
- - equilíbrio da, 43
Dente-de-leão, 95
Descendência, 18
Descender, 51
Desenvolvimento, 19
Desequilíbrios da fala, 16
Diaforese, 35
Diagnose, 30
Dietoterapia chinesa, 1-5, 27, 46
- equilíbrio das constituições com, 44
- excesso, 36
- para condições de excesso, 27
Diferenciar para tratar, 35
Direções, quatro, 50
Dispersão, 18
Doce, 47, 48
Doença(s), 23, 24
- condição da, 25
- de natureza
- - *yang*, 22
- - *yin*, 22
- localização, 22
- na superfície, 23
- natureza da, 24
- no interior, 24
- tipo de, 22

## E

Energéticos, 93
Energia(s)
- cinco, 48
- pós-celestial, 97
Equilíbrio da deficiência de *yin*, 43
Erva-doce, 95
Erva-mate, 95
Ervas, 94
Ervilha, 60
Escalda-pés, 23
Especiarias, 90
Espinafre, 69
Espinheira-santa, 95
Espírito, coração (*xin*), 15
Espirulina, 95
Estévia, 88
Estômago (*wei*), 43
- deficiência de *yin*, 43
Excesso(s), 25
- condições de, 29

- remover os, 29
Exercícios físico-energéticos, 5

## F

Face, 15
Fava, 61
Feijão-azuqui, 60
Feijão-preto, 60
Feijões, 60
Fezes, 34
Fígado (*gan*), 14
- alma etérea, 14
- articulações, 14
- bile, 14
- deficiência de *yin*, 42
- fluxo suave do *qi*, 14
- olhos, 14
- sinais de que não está bem, 15
- tendões, 14
- unhas, 14
- volume de sangue, 14
Figo, 75
Fitoterapia, 5, 46
Flutuar, 50
Fluxo suave do *qi*, 14
Força de vontade, 20
Frango, 86
Frio
- patogênico, 52
- sintomas, 24
Frutas, 62, 73
Frutos do mar, 84

## G

Gengibre, 70
Gergelim, 81
*Gingko biloba*, 95
Ginseng, 95
Glutamato monossódico, 38
Glúten, 38
Goiaba, 76
*Goji berry*, 70
Grão-de-bico, 61
Grãos integrais, 57
Guaraná, 95

## H

Hibisco, 95
Horários, 97

Hortelã, 70
*Hun*, 14

## I

Inhame, 71
Inspeção, 30
- da língua, 31
Interrogação, 33
Intolerância alimentar, 38

## J

Jantar, 102
Jasmim, 95
*Jin ye*, 9
*Jing*, 9, 39, 40

## L

Lanche
- da manhã, 99
- da tarde, 101
Laranja, 76
Laticínios, 85
Leguminosas, 59
Leite, 86
Lentilha, 62
Lichia, 76
Limão, 76
Língua, 31
- coloração cinza ou negra, 31
- coloração roxa, 31
- coração (*xin*), 15
Linhaça, 81

## M

Maçã, 76
Mamão, 77
Manga, 77
Maracujá, 95
Medicina Tradicional Chinesa, 5
Medo, 19
Medula, 19
Mel, 87, 88
Melancia, 77
Melão, 77
Melissa, 95
Mente (*shén*), 15
Metabolismo, 17
Milho-verde, 58
*Mingmen*, 40, 41

Missô, 91
Morango, 78
Mostarda, 71
Músculos, 17

## N

Nabo, 71
Nariz, 18
Nascimento, 19
Naturezas, 48
Nirá, 71
Nozes, 82

## O

Oito Princípios (*ba gang*), 21-27
Óleos vegetais, 82, 83
Olhos, 14
Oliveira, 95
Orifícios inferiores, 19
Ossos, 19
Ostra, 84
Ouvidos, 20
Ovo(s), 86
- de galinha, 86

## P

Painço, 59
Paladar, 17
Palpação, 32
Pâncreas, 16
Passagem das águas, 18
Peixes, 84
Pele, 18
Pelos, 18
Pepino, 72
Pera, 78
Perda de peso, 104, 105
Peru, 86, 87
Pesadelos, 16
Pescada, 85
Pêssego, 78
Picante, 47, 48
Pimenta, 91
Pimentão, 72
Pinhão, 82
Pirâmide alimentar asiática, 53
Pistache, 82
Pitanga, 78
Portão da vitalidade, 40
Pulmão (*fei*), 18

- alma corpórea, 19
- deficiência de *yin*, 42
- descendência, 18
- dispersão, 18
- nariz, 18
- passagem das águas, 18
- pele, 18
- pelos, 18
- respiração, 18
- sinais de que não está bem, 19
Pulso, 32, 33
Purgação, 35

## Q

*Qi*, 6, 16
- alimentos que mobilizam e tonificam, 52
- ascendência, 16
- etapas da formação, 6
- fluxo suave, 14
- pós-natal, 9
- pré-natal, 9
- transformação, 16
- transporte, 16
Quiabo, 72
Quinoa, 59

## R

Rabanete, 72
Refrigerantes, 93
Repolho, 72
Reprodução, 19
Resfriados, 23
Respiração, 18
Rins (*shèn*), 19, 39, 41
- cabelos, 20
- cérebro, 19
- crescimento, 19
- deficiência
- - de *yang*, 44
- - de *yin*, 42
- desenvolvimento, 19
- força de vontade, 20
- medo, 19
- medula, 19
- nascimento, 19
- orifícios inferiores, 19
- ossos, 19
- ouvidos, 20
- reprodução, 19
- sinais de que não estão bem, 20

## S

Sabores, cinco, 47
Saburra, 31, 32
Sal, 90, 92
Salgado, 47, 48
Salmão, 85
Salsa (salsinha), 73
Sangue, 15
Sardinha, 85
Semente de girassol, 81
Sementes, 79
Sentimentos, 16
Sinais, 21
Sintomas
- de calor, 24
- de frio, 24
Sistema digestivo, 16
Soja, 62
Sucos, 94
Sudorese, 15
Suplementos naturais, 94

## T

Tâmara, 78
Tangerina, 79
Tato, 16
Temperos, 90
Tendões, 14
Tipo
- *Yang* com deficiência
- - de *Yang*, 40
- - de *Yin*, 40
- *Yin* com deficiência
- - de *Yang*, 40
- - de *Yin*, 40
Tofu, 73
Tomate, 73
Trigo, 59
*Tui na*, 5

## U

Umidade patogênica, 52
Unhas, 14
Urina, 34
Uva, 79

## V

Valeriana, 95
Vasos, 15

Vegetarianos, 109
Vento externo, 27
Verduras, 62
Volume de sangue, 14

## X

*Xue*, 8

## Y

*Yang*, 7, 22
- alimentos que nutrem, 51
- deficiência de, 43
- - alimentação para, 45
- - atividade física e, 109
- - baço (*pi*), 44
- - coração (*xin*), 44
- - equilíbrio da, 44
- - rins (*shèn*), 44
*Yin*, 7, 22
- alimentos que nutrem, 51
- deficiência de, 41-43
- - alimentação para, 45
- - atividade física e, 108
- - coração (*xin*), 42
- - equilíbrio da, 43
- - fígado (*gan*), 42
- - pulmões (*fei*), 42
- - rins (*shèn*), 42